CHEMINS DE FORMATION au fil du temps...

Vivre la maladie, entre épreuves, récits et histoire

Hors-Série

coordonné par :

Hervé Breton, Marie-Claude Bernard, Jean-Yves Robin

Chemins de formation
au fil du temps…

ISSN : 0760-0070

Édité par
Éditions L'Harmattan
5-7, rue de l'École polytechnique
75005 Paris

Université de Tours
3, rue des Tanneurs
37041 Tours Cedex 1

Université Catholique de l'Ouest
3, place André Leroy
B.P. 10808
49001 Angers Cedex 01

Direction scientifique de la publication

Bertrand Bergier
bertrand.bergier@uco.fr

Hervé Breton
herve.breton@univ-tours.fr

Illustration de couverture
(Photographie - site web « Stock »,
licence achetée, https://stock.adobe.com)

Ce numéro a été préparé et conçu avec l'Association internationale des histoires de vie en formation (ASIHVIF). Il a également bénéficié de l'expertise du Centre de recherche et d'intervention sur la réussite scolaire (CRIRES) de l'Université Laval au Québec.

5-7, rue de l'Ecole-Polytechnique, 75005 Paris

http://www.editions-harmattan.fr

ISBN : 978-2-343-17176-0
EAN : 9782343171760

SOMMAIRE

INTRODUCTION

Hervé BRETON
Marie-Claude BERNARD
Jean-Yves ROBIN

L'expérience de la maladie fait advenir dans le cours de la vie du sujet des formes de « pâtir » qui font événement. Ces vécus de vulnérabilité, de dégradation de la capacité à se maintenir agent de son devenir, de douleur et de souffrance, peuvent, selon certains, être pensés comme des moments initiatiques ; pour d'autres, comme un processus de transformation identitaire ou, encore, comme une construction sociale du malade qui interagit dans des nouveaux milieux et sous d'autres regards (milieux hospitaliers, associations de patients…). La maladie implique un ajustement biographique et une réorganisation de l'image de soi. En faisant l'expérience du péril – selon un processus de mort/renaissance – le patient se transforme au gré des évolutions de sa maladie, des gestes appris pour se maintenir en vie et le côtoiement de nouveaux milieux professionnels. Ces transformations adviennent selon des rythmes et des temporalités encore trop peu étudiées. La maladie a une histoire, indissociable de celle du sujet devenu, pour le corps médical, un « malade ». Resituer l'irruption de la maladie dans l'histoire du patient, c'est potentiellement transformer le regard porté sur l'expérience de la maladie, ses motifs et ses formes de déploiement. C'est également repenser le vécu de la maladie dans la durée pour en caractériser des savoirs non réduits à la seule maîtrise de gestes et de savoirs directement en lien avec les traitements et les formes d'adaptation nécessaires aux interactions avec le monde médical. Le projet de ce numéro est donc d'interroger l'expérience de la maladie dans ses formes, ses rythmes, ses modes d'appréhension et de compréhension, en la pensant en lien avec l'histoire du Sujet.

Les recherches proposées pour explorer cette thématique pourront croiser les approches narratives, biographiques et cliniques. La mise en intrigue peut emprunter bien des voies, des chemins de traverse en quelque sorte. Se dire à la faveur de multiples entretiens ne suffit pas toujours. Il est parfois nécessaire de choisir d'autres médias, d'écrire par exemple, de faire de sa vie un roman, de casser les cadres trop prescriptifs de la rigueur scientifique afin de découvrir le caractère inédit ou insoupçonné d'un parcours. Combien d'œuvres littéraires à la frontière du roman et de l'autobiographie sont devenues au fil du temps de grands traités anthropologiques, tout simplement parce qu'ils permettent de comprendre ce que peut être la condition humaine. Bien des auteurs en littérature en disent parfois beaucoup plus que le dernier traité de psychologie clinique proposé aux étudiants. C'est notamment le cas avec Marcel Proust qui signe un pacte avec sa maladie, le style d'écriture de ce monument de la littérature vivant au rythme de son déficit respiratoire : l'asthme. Malheureusement, le cloisonnement épistémologique n'autorise pas toujours le chercheur à faire référence dans ses travaux à des productions romanesques par trop suspectes ; elles seraient beaucoup trop empreintes de subjectivité. C'est la raison pour laquelle la revue *Chemins de formation au fil du temps* a souhaité accorder une place à ce vaste champ de la création artistique. Elle est source d'inspiration pour comprendre le lent et long processus de construction du Sujet.

Les textes de ce numéro se penchent ainsi sur le travail réalisé auprès de malades dans le champ de l'éducation thérapeutique, de la médecine narrative et de la recherche en santé. Ils analysent différentes formes de récits mobilisés dans des situations d'accompagnement entre sujet, patients, praticiens, soignants. Ils invitent, en différenciant trois axes distincts, à penser les dispositifs de reconnaissance des savoirs expérientiels du patient et leur prise en compte dans les ingénieries de formation des soignants :

– Les fondements épistémologiques et méthodologiques des approches narrative, biographique et clinique dans le champ de l'éducation thérapeutique, de la médecine narrative et de la recherche en santé.

Comment penser les complémentarités entre les approches expérientielles en « première personne » et les savoirs biomédicaux résultant des approches en « troisième personne » ? Que révèlent ces différentes approches des rapports de pouvoir et des rapports au savoir à l'œuvre entre patients, pairs et soignants ?

– Les formes de récits mobilisés dans les situations d'accompagnement entre sujet, patients, praticiens, soignants : récits de vie, d'expérience, autopathographies, romans, récits fictionnels... Comment interroger, selon les formes du récit, les liens entre travail narratif, apprentissage expérientiel et formation de soi ? Quelles sont les formes de réciprocité à l'œuvre ? Quelle reconnaissance des savoirs expérientiels des patients ?

– Les dispositifs de reconnaissance des savoirs expérientiels du patient et leur prise en compte dans les ingénieries de formation des soignants. Seront interrogés ici les expériences et dispositifs visant la transformation des manières de se former, la réciprocité des savoirs, la co-élaboration des parcours de santé et de soins. Quel rôle joue la reconnaissance des savoirs et des interprétations des malades dans l'« efficacité thérapeutique » ? De quelles façons le récit rend-il compte à la fois de la vulnérabilité humaine et des forces mobilisées afin de faire face à l'adversité de la maladie ? Quels résultats (atouts et limites) sont documentés par les approches collaboratives, les communautés de pratique ou autres formes d'association de malades ?

Les dix articles de ce numéro Hors-série de la revue intègrent ces trois dimensions du questionnement. Selon l'importance accordée à l'une ou plusieurs d'entre elles, les textes ont été regroupés en fonction du primat accordé au vécu du Sujet faisant l'expérience de la maladie, au vécu des soignants au contact des patients, au point de vue des chercheurs qui, pour comprendre, s'impliquent dans leurs enquêtes narratives.

1. DU POINT DE VUE DU SUJET QUI FAIT L'EXPÉRIENCE DE LA MALADIE

L'article de Nadine Esnault examine, dans son article, les processus de réciprocité entre vécu de la maladie et expression de celle-ci. Son étude sur le vécu de l'asthme chez Proust et ses effets sur sa manière d'écrire inaugure dans son texte la réflexion sur les effets de la narration pour le patient dans la manière avec laquelle il peut se maintenir agent de son devenir. Le texte de Béatrice Vicherat interroge le vécu en s'intéressant aux savoirs expérientiels que la maladie permet de constituer. En caractérisant ces savoirs, qui adviennent par nécessité quasi vitale, elle met au jour les enjeux sociétaux de leur reconnaissance et questionne les logiques asymétriques et disparitaires existantes entre savoirs scientifiques du monde médical et savoirs expérientiels du patient. La recherche présentée par Elizeu Clementino de Souza appréhende le vécu exprimé par des sujets au Brésil vivant avec le Virus de l'Immuno Déficience Acquise (VIH). L'étude est conduite à partir de l'analyse de corpus de lettres adressées et publiées dans la revue *Saber Viver*. Différents plans des pratiques narratives en santé peuvent ainsi être examinés. En effet, les éléments présentés permettent de comprendre les formes d'expression du vécu de la maladie, les intentions des narrataires, les effets de la mise en récit pour soi, pour la vie sociale, pour la circulation des savoirs expérientiels des personnes atteintes par le VIH. L'étude présentée par Silvia Rossi, conduite à partir du *blog* de Marie-Dominique Arrighi intitulé « K, histoire de crabe » qui lui a permis de narrer son quotidien depuis la réception d'un diagnostic du cancer du sein, permet d'appréhender la singularité de la mise en récit du vécu *via* un *blog* et de documenter les effets vécus de ce type d'écriture pour la compréhension de l'impact de la maladie sur le cours de la vie et les remaniements sociaux que cet évènement génère.

2. DU POINT DE VUE DES MÉDECINS ET CHERCHEURS

Le premier article de cette seconde partie, de Carole Baeza, présente les effets vécus par la pratique des « carnets de route ». Ce dispositif de recherche invite les patients rencontrés à narrer leur vécu de la maladie chronique. La démarche permet ainsi d'appréhender les effets du récit auprès de la personne narrataire, et, réciproquement, d'interroger, *via* l'examen des carnets de recherche de la chercheure, les transformations qui résultent pour elle de ces approches impliquées. Le texte présenté par Isabelle Grangereau et Krystel Gillet présente l'itinéraire d'une jeune femme, Emma, autrefois obèse qui a fait le choix d'une chirurgie bariatrique. Leur posture clinique distanciée, saisissant le récit comme une matière disponible pour l'analyse des chercheures, permet de mettre au jour les rapports que ces approches instaurent avec le dire des patients. L'article de Camila Aloisio Alves étudie le vécu des équipes soignantes qui accompagnent les enfants vivant la maladie. Par cette démarche, des espaces s'ouvrent pour comprendre le réel du travail et les effets éprouvés pour les soignants dans ces contextes d'intervention. Les processus décrits concernent également la prise en compte du vécu des proches dans les dispositifs de soins, et, plus largement, les évolutions techniques et institutionnelles que génèrent le souci du vécu et l'attention portée à l'expérience du patient.

3. RÉCITS EN PREMIÈRE PERSONNE

Deux textes sont regroupés dans cette troisième partie. Le texte de Luigi Flora présente un récit impliqué qui analyse de manière biographique et réflexive les effets et les compréhensions résultant du vécu au quotidien avec une maladie chronique. Ce travail bio-réflexif est conduit en resituant les enjeux contemporains en santé des démarches qui visent la reconnaissance des savoirs expérientiels par les professionnels du soin. Le texte de Christian Leray constitue une forme de témoignage. Proposé sous la forme d'un récit en première personne, il retrace de manière impliquée son parcours de soins, et donne ainsi accès à une compréhension de ce qui se donne à vivre lors des phases de l'annonce, de l'entrée dans la maladie, du pâtir lors des traitements, du maintien de l'agentivité.

4. VARIA

Le texte de Pierre Dominicé, déjà paru dans le numéro 1 de la revue *Le sujet dans la cité*, interroge de manière critique certaines logiques de la médecine contemporaine qui peuvent tendre à réduire le patient à sa pathologie. Ce faisant, il examine les conditions d'un accueil de l'expression et de la réception du dire sur la souffrance dans les espaces sociaux, d'un point de vue institutionnel, mais également du point de vue du sujet vivant la maladie pour qui, trouver les mots, constitue une épreuve en soi.

PARTIE 1

DU POINT DE VUE DU SUJET QUI FAIT L'EXPÉRIENCE DE LA MALADIE

NARRATION ET ÉDUCATION THÉRAPEUTIQUE

Nadine ESNAULT

Résumé : L'irruption de la maladie chronique dans un parcours de vie fracasse le « moi social » et produit un grave déséquilibre psychique. Ce bousculement fait de la maladie un voyage inattendu qui touche au fond de sa propre vie. Des entretiens cliniques auprès d'adultes asthmatiques montrent un travail de « l'usage de soi par soi » et de « l'usage de soi par les autres » où sont convoqués le biologique, l'historique avec la succession d'événements, l'expérience de vie entre rencontres et épreuves. Le récit est un moyen de connaître la réalité et de mettre de l'ordre dans sa propre histoire et son environnement. Au regard des considérations rapportées, une production narrative et une reconnaissance d'un patient capable peuvent contribuer à une éducation thérapeutique centrée sur la personne.

Mots-clés : éducation, soi, patient capable.

INTRODUCTION

Penser l'éducation thérapeutique du patient c'est, assez spontanément dans le milieu sanitaire, faire référence aux traitements et soins qui soulagent, rendent moins visibles les signes de la maladie chronique. Des histoires de vie de patients nous rappellent que l'éducation thérapeutique ne peut faire l'économie de la subjectivité, de l'épreuve de la maladie, véritable expérience intime et singulière. Dans le cadre de cet article, c'est précisément l'étude de l'épreuve de malades adultes asthmatiques qui est rapportée autour d'une étude sur archive de l'œuvre de Proust et de l'analyse compréhensive des récits de cinq patients. Si une éducation à partir de récits semble une voie assez naturelle pour permettre l'expression d'une clinique où prédomine le signifiant, il semblerait pourtant qu'elle ne va pas de soi. Donner l'occasion au patient d'un travail réflexif nécessite qu'il se saisisse de cette opportunité et en fasse quelque chose. Si tel est le cas, alors l'approche narrative peut apporter une part d'humanité. S'affranchir de la maladie pour atteindre les rives de l'émancipation relève d'un travail humain avec sa part de doute, d'imprévisible. Être sujet et non pas seulement objet de sa maladie relève d'un parcours difficile et pourtant nécessaire à la vie. L'objectif de cet article, en s'appuyant sur une analyse compréhensive de recueil de récits, est de montrer la manière dont des patients font face à la perte d'une santé antérieure à la maladie.

Nous nous intéresserons d'abord au cas de Proust, plus précisément au lien entre sa vie avec l'asthme dont il est atteint et son œuvre littéraire. Puis nous rapporterons des éléments de l'analyse d'histoires de vie d'adultes asthmatiques.

PROUST ET SON ASTHME

Pour montrer l'importance de l'épreuve de la maladie respiratoire dans l'œuvre littéraire de Proust, un bref rappel de sa vie est nécessaire pour y repérer la place qu'occupe sa maladie asthmatique. La maladie est présente dans toute son œuvre littéraire. Elle se retrouve dans son style, avec ses phrases interminables, et aussi dans les temporalités de ses récits, allant du temps vécu, perdu, au temps retrouvé.

Éléments biographiques de la vie de Proust

Né à Paris en 1871, Marcel Proust fait sa première crise d'asthme à l'âge de neuf ans, en rentrant d'une longue promenade au Bois de Boulogne. Il fut pris d'une effroyable crise de suffocation qui faillit l'emporter devant sa famille terrifiée. Depuis ce jour, la menace de crises semblables l'oblige à renoncer à ce qu'il préfère, c'est-à-dire le plein air, la campagne, les fleurs. Suite à cette crise, entouré de la sollicitude et de l'inquiétude des siens, il n'est plus un petit garçon comme les autres. Après sa licence ès Lettres, en 1895, il exerce en qualité d'attaché à la Bibliothèque Mazarine à la Sorbonne pendant quatre ans. On le voit s'envelopper de pulvérisations antiseptiques dégagées par le vaporisateur qu'il tient à la main lorsqu'il se déplace. Seule, la littérature l'intéresse. À partir de 1905, son mal respiratoire s'aggrave. Il ne croit plus à la médecine et se dicte des règles personnelles d'hygiène. Il vit enfermé dans sa chambre, ne sortant presque plus jamais de chez lui. Il est occupé à la préservation de sa piètre santé et surtout à la réalisation de son œuvre. Son état d'hypersensibilité et d'anxiété permanente concerne tous ses sens et pratiquement toutes les situations auxquelles il se trouve confronté.

Il provoque à l'extrême les symptômes de son insuffisance respiratoire qui deviennent, pour lui, source d'inspiration pour l'écriture. En ce sens, la maladie a été pour lui un instrument de transfiguration littéraire. Sa maladie chronique est partout présente dans son œuvre, dès les premières pages de *Les plaisirs et les jours* (Proust, 1896), son livre de jeunesse, jusqu'à la fin de *Le temps retrouvé* (Proust, 1927) qui clôt *À la recherche du temps perdu* (publications en sept tomes de 1913 à 1927). Dans ces ouvrages, ce qui est remarquable, ce sont ses facultés d'observation et d'analyse de lui-même, incomparables, sa capacité de souffrir, démesurée, mobilisant tous ses sens et sa capacité à métamorphoser son état pathologique en œuvre littéraire.

Dans son œuvre, l'influence de sa maladie se retrouve autour de trois points majeurs :

- son hypersensibilité à percevoir et traduire les faits dans les moindres détails,

- le rythme de son écriture,

- et la notion du temps.

La maladie et la douleur sont deux thèmes majeurs des quinze volumes de l'œuvre maîtresse de Marcel Proust. Nous le montrons ci-dessous.

Le style littéraire

En littérature, son style est nouveau, inhabituel, inimitable, même si certains s'y sont essayés. Ce qu'il y a de plus caractéristique, c'est le rythme de ses phrases. La phrase chez Proust a un rythme particulier, rythme qui lui assure sa force et qui marque sa personnalité. Ce rythme, c'est exactement le rythme de la crise d'asthme. Rivane (1945, p. 171-172) en fait une description précise, « après un départ allègre, elle [la phrase] modère sa cadence, plafonne, se voit adjoindre une multitude d'incidentes dont on ne sait si l'auteur les appelle ou s'il ne peut s'en débarrasser, immobilise le lecteur, et se déploie lentement, par à-coups, jusqu'à ce qu'un ressaut, généralement la conjonction et, annonce la fin de la phrase ». Rivane ajoute que dire de Proust qu'il écrit comme il respire n'est pas une formule creuse, mais la stricte vérité. La cadence de la phrase est la traduction littéraire et littérale de ses accès de suffocation. La difficulté respiratoire de l'asthmatique se manifeste par une apparente pause respiratoire. Chez la personne en bonne santé, l'expiration est normalement plus courte que l'inspiration. Chez un asthmatique, l'expiration est trois ou quatre fois plus longue que l'inspiration. Le malade remplit ses poumons d'air qu'il ne peut pas évacuer normalement. Il semble que les mouvements respiratoires soient suspendus. Comme le thorax de l'asthmatique, la phrase proustienne est longue, distendue. D'où l'étonnement, voire l'agacement du lecteur qui lit Proust pour la première fois et qui, devant ces phrases interminables, a l'impression de ne pas avancer, de rester toujours au même point. L'étonnement du lecteur est celui d'un homme bien portant devant l'asthmatique qui ne respire pas suivant le même rythme que lui et qui ne peut, immobile et angoissé, chasser l'air qui encombre sa poitrine.

La notion du temps

Son œuvre littéraire est marquée par la notion de temps que l'on retrouve et qui se décompose en temps perdu, temps vécu, temps retrouvé :

– Le temps perdu, c'est le temps que l'auteur n'a pas consacré à sa raison de vivre, la littérature.

Le temps que la maladie a pris à sa vie. Le temps perdu par la fatigue.

– Le temps vécu, c'est le temps présent, le temps représenté par la joie, le bonheur du présent, par le temps qui reste imparti pour vivre.

– Le temps retrouvé, c'est le temps à venir. Il est marqué par l'idée de la mort imminente qui peut arrêter le temps ; c'est aussi le temps qu'il faut pouvoir vivre jusqu'à ce que l'œuvre soit achevée. Le temps passé (ou perdu parce qu'il ne reviendra pas) est représenté par ce qui a été, la vie insouciante, l'enfance, la jeunesse, les plaisirs et les jours, la vie d'avant, hors de soi. Proust d'ailleurs rend à nouveau présent un passé pourtant aboli et laisse à penser que sa recherche se fonde sur un refus du temps comme disjonction entre soi et soi-même.

Puis vient le temps présent où l'on prend un temps, le miracle du temps retrouvé dans une absolue coïncidence du présent et du passé qui signe la continuité d'être au-delà de toute séparation. Comme l'épisode si célèbre de la madeleine, sous le signe du plaisir qui fait oublier la marche du temps et sa force de destruction. Ce plaisir insolite ouvre les portes d'un monde nouveau avec un sentiment d'immortalité, pour un temps retrouvé, avec une renaissance pour se résigner à se retrouver soi et ne pas renoncer à vivre. La maladie permet à l'auteur de se chercher, de se trouver, de se connaître autrement, d'extraire ce qu'il y a de plus profond en lui. Il n'a pas le choix, il est obligé de vivre avec elle, de trouver en elle des moyens de vivre, de poursuivre.

MALADIE CHRONIQUE ET BOUSCULEMENT

Certes, l'œuvre romanesque de Proust n'a pas valeur de récit de vie. Cependant sa forme narrative met l'accent sur l'épreuve de la maladie, l'importance du souvenir singulier, le temps qui dure et la force de l'expression d'émotions, de sentiments. De nombreux auteurs ont décrit la maladie chronique comme une expérience intérieure, comme l'expérience d'une vie fragilisée, révélatrice de soi-même. L'existence avec une maladie chronique prend un visage inattendu. Son annonce représente un basculement brutal dans une vie : la vie d'avant s'arrête et une toute autre vie commence. Ces formes d'expression de vie avec la maladie chronique donnent des clés de compréhension pour initier de nouvelles figurations de l'éducation thérapeutique auprès de malades chroniques de plus en plus nombreux.

La maladie chronique

Plus de 15 millions de Français souffrent d'une maladie chronique (Haute Autorité de Santé, 2012). Une situation qui, avec les progrès médicaux et l'allongement de la durée de vie, est appelée à s'accentuer. Cela a conduit les autorités sanitaires à se préoccuper de l'éducation de ces personnes pour améliorer leur qualité de vie. Reconnue par l'Organisation Mondiale de la Santé en 1998, l'éducation thérapeutique du patient est inscrite dans la loi de santé en France depuis 2009. La loi confie de nouvelles missions aux professionnels de santé pour dispenser une démarche éducative.

En nous référant à l'étymologie des mots thérapeutique (selon un emprunt grec « qui concerne le soin qu'on prend de quelqu'un ») et patient (selon le latin *patiens* « qui supporte, endurant »), nous pouvons entendre qu'il s'agit là d'une forme éducative qui concerne le soin que l'on prend de quelqu'un qui supporte, endure une maladie qui persiste dans le temps. L'épreuve fait de la maladie un voyage, un voyage inattendu qui touche au fond de sa propre vie. « Ce voyage-là, a quelque chose de métaphysique ; il conduit l'être humain au-delà de lui-même, vers lui-même ; et sur ce chemin abrupt et rocailleux, il se découvre comme un être habité par une vie qui transcende les déterminismes biologiques du mal qui le ronge » (Fischer, 2008, p. 129).

Dans ce contexte, un travail de deuil de la perte de la santé antérieure s'annonce (Lacroix & Assal, 1998). Les sentiments éprouvés dans la confrontation avec la maladie, qu'il s'agisse de révolte, d'angoisse, de tristesse, de déni, montrent que des mécanismes de défense, en grande partie inconscients se mettent en place pour préserver le patient d'un sentiment de destruction. La phase de déni des symptômes de la maladie correspond à une stratégie défensive visant à minimiser l'impact des difficultés liées à la maladie sur la vie quotidienne. Ne pouvant supporter leur apparition, le patient et/ou son entourage ne s'attachent pas à comprendre leur véritable signification. Chacun se raccroche à l'idée d'une récupération totale de la santé d'avant. Le patient minimise la gêne en se disant que « cela va passer » ; c'est ainsi que des stratégies d'évitement sont activées dans toute situation gênante.

Le bousculement

L'irruption de la maladie chronique dans un parcours de vie fracasse le « moi social » (Chalmel, 2015) et produit un grave déséquilibre psychique. C'est une réalité inacceptable, inexplicable, insensée et injuste. Comme quand on est confronté à un malheur ou à la perte d'un proche, la première question qui traverse l'esprit est « pourquoi moi » ? En plus du changement de l'état de santé et de la survie physique, la maladie vient remettre en question, pour l'ensemble ou pour partie, les projets et les espoirs sur lesquels on pouvait, jusque-là, avoir basé sa vie. Elle annonce un avenir incertain, avec un certain nombre d'obstacles imprévus. L'absurdité, l'injustice de l'irruption de la maladie difficilement guérissable s'apparentent à une grande bascule existentielle qui vient bouleverser l'histoire de vie. Les grandes bascules de la vie « immergent, submergent rationnellement ; entraînent dans des flux incompréhensibles. Elles plongent dans la duplicité de la vie alternant naissances et morts, jour et nuit, positif et négatif, stabilité et mouvement, rationalité et irrationalité, forme et fond, tête et ...cul » (Pineau, 2005, p. 93). La vie est sans dessus-dessous. Sa trajectoire est secouée par un profond désordre. Et pourtant la force de vivre est là. « En acceptant ce que l'on n'a pas voulu, on développe une force qui permet véritablement de vivre une telle vie. De la sorte, toute maladie grave pose de manière plus large une question fondamentale, celle de l'adaptation humaine face à l'inévitable ; elle en révèle l'impératif existentiel pour chacun : pour vivre et survivre il importe d'accepter ce sur quoi on n'a pas de prise » (Fischer, 2008, p. 17). S'agit-il d'une adaptation face à la maladie ou d'une de ces bascules existentielles qui « culbutent, font passer cul par-dessus tête ? Y survivre implique de bousculer les modes uniformes, habituelles et superficielles de penser la vie. On est acculé à prendre en charge et en compte la remontée ou l'irruption de mouvements bruts qui font changer de niveau » (Pineau, 2005, p. 94).

ENTRE RENCONTRES ET ÉPREUVES

L'irruption d'une maladie chronique entraîne un bousculement existentiel. Nous venons de le préciser. Nous proposons maintenant de rapporter des éléments de l'éprouvé livrés par des adultes asthmatiques faisant le récit de leur vie avec la maladie. Ces entretiens cliniques montrent un travail de « l'usage de soi par soi » et de « l'usage de soi par les autres » (Schwartz, 2011) où sont convoqués le biologique, l'historique avec la succession d'événements et le singulier, l'expérience de vie entre rencontres et épreuves. Au souci de santé s'ajoute le souci du souci de soi (Ricœur, 1995).

Le récit de la maladie

Les travaux de Bruner (2010) sur la narration nous ont appris que le récit est un moyen de connaître la réalité de la maladie éprouvée et de mettre de l'ordre dans sa propre histoire et son environnement. Le récit de la maladie « permet de remettre de la cohérence en nous et en ce qui nous arrive » (Bonino, 2008, p. 33) et de redonner un sens à une vie bouleversée. Cette expérience psychique « reste une épreuve non partageable, vécue essentiellement seul. Aucun témoignage ne peut en restituer toute l'étendue. Mais la parole des malades livre la force d'une vérité : ils sont une figure de la fragilité humaine. À ce titre, ils nous apprennent quelque chose d'essentiel : leur parcours est une expérience humaine fondamentale ; leur fragilité porte une lumière symptomatique sur le comportement humain face à la vie menacée » (Fischer, 2008, p. 125). Raconter des histoires, c'est jeter un pont entre ce qui est établi et ce qui est possible. Ce qui est établi, c'est la maladie chronique et ce qui est possible, c'est la vie. L'objet des récits de vie est de permettre au passé et au possible de coexister. Il n'est pas surprenant que les patients s'emparent du récit quand cela leur est possible, face à une maladie grave qui, au même titre que la mort, fait partie des événements les plus dramatiques pouvant atteindre une vie. Le récit, dans cette situation, est un outil qui peut permettre de retrouver de la cohérence en soi et dans ce qui arrive.

Le voyage en soi

Dans le cadre d'une recherche doctorale, nous avons recueilli le récit de quatre femmes et un homme adultes asthmatiques, en âge d'avoir une activité professionnelle. Suite à un appel téléphonique, les personnes ont manifesté un empressement à raconter leur histoire avec la maladie. À partir de la question suivante : « comment ça se passe pour vous avec l'asthme ? », les patients ont raconté spontanément, pendant une heure, leur histoire. Une analyse des récits retranscrits selon trois niveaux : le factuel, l'émotionnel et le pensé (Lani-Bayle, 2006) montre la manière dont ces patients font face à la perte d'une santé antérieure à la maladie. Trois transitions sont identifiées. Nous en précisons les contours.

1. La maladie est exprimée comme un événement émotionnel fort. Dans un premier temps, l'attribution de la maladie est associée à des faits marquants de la vie. Elle ne trouve pas de cause interne. Puis la maladie s'installe. C'est un choc affectif et psychologique. Elle devient un événement. Il y a un avant et un après l'événement. Tout un chacun réagit aux événements et se réorganise en changeant ses habitudes et en conséquence, ses représentations. Nous pouvons qualifier l'entrée de la maladie chronique dans la vie de ces patients comme étant un événement émotionnel qui marque la première transition entre la vie sans la maladie et la vie avec la maladie.

2. Comment ces patients ont-ils prise sur l'événement ? Comment se fait l'assimilation de l'événement maladie chronique? Deux voies se distinguent au cours de cette seconde transition. L'une est en faveur d'un cheminement de vie avec une alliance thérapeutique. L'autre dessine une mise à distance de la maladie avec une absence d'observance thérapeutique. L'assimilation de la maladie chronique et son intégration par le sujet représentent un travail personnel étalé dans le temps qui se fait avec l'entourage, les professionnels de santé pour s'autoriser des choix,

donner du sens aux symptômes perçus de la maladie. C'est un travail de déformation de sa vision première de la situation, qui pour avancer ne peut faire l'économie d'un tournant sur soi.

L'assimilation de l'événement émotionnel marque la seconde transition entre le choc et un début d'intégration de la maladie.

3. Quand la voie de l'assimilation de l'événement émotionnel est engagée, une accommodation avec intégration de la maladie dans sa vie est possible. L'accommodation avec la maladie chronique marque la troisième transition et signe une vie relativement harmonieuse avec la maladie et une observance thérapeutique, sans la contrainte de se soumettre au traitement, mais la reconnaissance du traitement comme une nécessité bénéfique.

Ces trois transitions autour de la charge des émotions et des sensations liées au choc de l'irruption de la maladie chronique, puis de son assimilation, et ensuite de l'accommodation qui signe l'intégration de la maladie, peuvent constituer les éléments qui font sens dans l'histoire de ces patients. Toutefois cela reste un travail, un voyage de « soi à soi » étalé sur un temps relativement long correspondant à environ sept années.

RECONSTRUCTION DE SOI

À l'échelle de cet article, nous proposons synthétiser les résultats présentés. L'exploration du vécu de Proust produite en lien avec son style littéraire montre le côté actif du sujet. Des liens entre histoire du patient, épreuve de la maladie et émancipation sont perceptibles. Nous retenons que l'éducation du patient, pour répondre à des besoins de reconstruction de soi, nécessiterait de prendre en considération les trois éléments suivants :

- une production narrative, mais pour cela il est nécessaire de créer les conditions adéquates pour que la parole circule ;
- un développement de compétences narratives telles que décrites par Charon (2006) participant à l'expression et à la reconnaissance d'une souffrance ;
- la reconnaissance d'un patient capable (Rabardel & Pastré, 2005 ; Robin, 2012).

Éducation et récit

La pratique du récit ouvre comme l'indique Charon (2008) de nouvelles perspectives complémentaires de la médecine conventionnelle, tant pour les patients, leurs proches que pour les professionnels de santé. Dans notre travail de recherche, les patients sont empressés de faire le récit de leur histoire avec la maladie ; ils perçoivent le bénéfice du récit en termes de développement. En faisant l'effort du récit, le patient se place en tant que Sujet qui s'énonce. Ce qui suppose que le soignant qui recueille la parole du patient soit formé aux histoires de vie en formation. Formés à cette pratique, les soignants deviennent capables de faire du récit un instrument thérapeutique, pas seulement pour accroître le savoir du corps humain, mais pour respecter la dignité des patients. En participant à la production d'une histoire, le soignant, contre toute attente, facilite un travail herméneutique au cours duquel le patient donne sens à des événements fortuits. Il s'agit de laisser place à l'imprévu, d'assumer l'incertitude inhérente à une telle posture. Ce qui passe par le respect de certaines obligations éthiques, comme celle d'entendre, d'accueillir et d'écouter la parole du sujet en mettant entre parenthèses et pour un temps donné la clinique rationnelle issue d'une médecine objectivante et chosifiante. La pratique d'une médecine du récit est une des occasions pour le patient d'investir un dispositif à des fins de formation. Il s'agit d'accompagner le patient dans un processus de reconstruction de soi.

CONCLUSION

Considérant que la pratique du récit de la maladie est une des opportunités pour favoriser une forme de restauration de soi dans le contexte de la maladie chronique, nous pouvons voir là une occasion favorable à l'émancipation du patient. La parole trouve toute son importance, pas en tant que parole de révélation ou d'énonciation, mais en tant que parole d'incitation. C'est l'idée d'une parole qui ne s'énonce pas, qui n'est pas porteuse de vérité, qui n'a d'autre effet que de donner le coup de pouce rendant possible un déblocage situationnel participant à l'émancipation du patient. Elle pourrait ouvrir de nouvelles perspectives, au-delà de l'assujettissement, faisant du patient un sujet capable, c'est-à-dire un sujet qui a un potentiel et qui, d'une manière ou d'une autre, se développe. S'il est enfermé dans ses idées obsédantes de la maladie, allant de l'isolement à la hantise de la mort, le patient ne développera pas un pouvoir d'agir. En favorisant le récit de la maladie, l'éducation thérapeutique pourrait se parer de nouvelles perspectives de développement au bénéfice du patient.

BIBLIOGRAPHIE

BONINO, S. (2008), *Vivre la maladie.* Paris : De Boeck.

BRUNER, J. (2010), *Pourquoi nous racontons-nous des histoires ?* Paris : Retz.

CHALMEL, L. (2015), *Thérapie et Éducation. De quoi parle-t-on ?* Nancy : Presses Universitaires de Nancy.

CHARON, R. (2006), *Narrative Medicine: Honoring the stories of Illness.* Oxford (USA): University Press.

FISCHER, G.-N. (2008), *L'expérience du malade : l'épreuve intime.* Paris : Dunod.

LACROIX, A., ASSAL, J.-Ph. (2008), *Éducation thérapeutique des patients. Nouvelles approches de la maladie chronique.* Paris : Vigot.

LANI-BAYLE, M. (2006), *Taire et transmettre. Les histoires de vie au regard de l'impensable.* Lyon : Chronique sociale.

PINEAU, G. (2005), « Bascules de la vie et autoformations initiatiques », *Chemins de formation au fil du temps*, n° 8, p. 93-98.

PROUST, M. [1896], *Les plaisirs et les jours.* Paris : Gallimard, 1993.

PROUST, M. [1927], *Le temps retrouvé.* Paris : Gallimard, 1990.

PROUST, M. [1913/1927], *À la recherche du temps perdu.* Paris : Gallimard, 1999.

RABARDEL, P., PASTRÉ, P. (2005), *Modèles du sujet pour la conception. Dialectiques activités développement.* Toulouse : Octarès.

RICŒUR, P. (1995), *Réflexion faite : autobiographie intellectuelle.* Paris : Éditions Esprit.

RIVANE, G. (1945), *Influence de l'asthme sur l'œuvre de Marcel Proust.* Paris : La Nouvelle Édition. Ce livre reprend la thèse de Médecine rédigée en 1945 par l'auteur.

ROBIN, J.-Y. (2012), Postface, dans J.-P. Gaté et C. Chevallier-Gaté (dir.), *Paroles d'illettrés ou sortir du « malentendu ».* Paris : L'Harmattan, p. 163-178.

SCHWARTZ, Y. (2011), « Pourquoi le concept de corps-soi ? Corps-soi, activité, expériences », Revue *Travail et Apprentissages*, n° 7, p. 148-177.

LES SAVOIRS EXPÉRIENTIELS DES PATIENTS – VERS UN RÉÉQUILIBRAGE ENTRE EXPERTISE SCIENTIFIQUE ET EXPERTISE PROFANE ?

Béatrice VICHERAT

Résumé : Les spectaculaires progrès réalisés dans le domaine des sciences biomédicales ont permis d'améliorer prévention, diagnostic et traitement de bon nombre de pathologies. La médecine actuelle, plus tournée vers les progrès techniques que vers l'individu, nous interroge cependant sur l'évolution du soin dans sa dimension humaine. Au travers d'entretiens biographiques menés auprès d'individus au mitan de leur vie, nous avons cherché à comprendre comment, confrontés à ces nouveaux environnements, ils parviennent néanmoins à exercer une influence personnelle sur leur santé. Notre approche compréhensive nous apporte un éclairage sur cette nouvelle articulation entre dispositions personnelles, environnements et comportements de santé.

Mots-clés : santé, comportements, récit de vie, mitan de la vie.

Au cours du XXe siècle, la médecine a pris un tel essor qu'il est possible de dire qu'elle a plus changé au cours des soixante dernières années que pendant les siècles précédents (Dominicé & Waldvogel, 2009). La biomédecine, rencontre entre la médecine et la biologie, s'impose désormais en fondant ses prémices épistémologiques à partir de concepts empruntés à la physique et à la chimie. Lorsque l'on évoque la médecine de demain, on entrevoit toujours plus de prouesses. Télémédecine, thérapie génique ouvrent la voie à de nouvelles perspectives thérapeutiques et font naître bien des espoirs.

Cette approche de la médecine technicienne et rationnelle qui repose pour beaucoup sur le nouveau paradigme d'*Evidence Based Medicine* ne saurait nous faire oublier son autre dimension, celle qui prend en compte le patient dans sa singularité. Et selon cette conception implicitement normative, le soin dirigé vers la maladie plutôt que vers le malade donne au patient le sentiment de n'être ni entendu ni reconnu.

Il est pourtant désormais établi que les individus constituent des savoirs en rapport avec leur santé tout au long de leur vie qu'ils soient ou non confrontés à la maladie (Flora, 2012). C'est ce processus d'*empowerment* que nous avons cherché à observer au travers de notre étude compréhensive.

PROBLÉMATIQUE

La place de l'individu dans le champ de la santé ne cesse d'être interrogée et c'est désormais la figure d'un sujet que l'on voudrait responsable, acteur de sa santé, impliqué dans les choix qui la déterminent et surtout en capacité de préserver son capital santé, qui s'impose. Bouleversant l'image du malade forcément docile et soumis, le principe d'autonomie du patient est posé comme un nouveau paradigme. Accompagnant cette mutation, la notion de santé est en train de passer d'un modèle basé sur la maladie à un modèle centré sur la bonne santé et l'accent est mis désormais sur la gestion du capital santé plutôt que sur la gestion de la maladie (Bandura, 2010). Et les pouvoirs publics œuvrent sans relâche pour faire évoluer les comportements individuels et pour insuffler cette nouvelle culture de la santé, en faisant la promotion de comportements favorables à la santé pour que « *chacun fasse lui-même, de façon autonome, les bons choix en matière de santé* » (INPES, 2016).

C'est de ce discours dominant et de cette injonction quasi permanente à l'autonomie dans le champ de la santé qu'est née notre réflexion sur les capacités réelles dont disposent les individus pour exercer une influence sur leur santé. C'est ainsi que nous avons cherché à comprendre comment, au fil des années et au gré des évènements biographiques, se déploie à l'échelle de l'individu cette agentivité en santé, mais également quelles peuvent en être les limites.

CADRE THÉORIQUE

Le concept d'agentivité défini par Bandura comme la « *capacité humaine à influer intentionnellement sur le cours de sa vie et de ses actions* » (Bandura, 1986, p. 391) nous apporte un éclairage précieux dès lors que l'on s'intéresse aux comportements de santé d'un individu désireux de prendre une part active dans la gestion de sa santé, et souhaitant agir par lui-même sur lui-même (Andrieu, 2012).

Tout au long de leur vie, les individus s'efforcent d'exercer un contrôle sur leur existence (Bandura, 1997). Les décisions qu'ils sont amenés à prendre, les comportements qu'ils décident d'adopter au quotidien ne sont pas uniquement déterminés par les environnements dans lesquels ils évoluent (Carré, 2005). À la fois porteurs d'une histoire personnelle et d'expériences vécues, leurs comportements s'inscrivent dans un système de causalité triadique réciproque (Bandura, 1997). Les choix qu'ils font pour leur santé ou pour celle de leurs proches peuvent ainsi s'expliquer en prenant à la fois en compte les contraintes contextuelles qui pèsent sur eux et leurs propres dispositions. C'est notamment en puisant dans le registre des expériences passées et en donnant du sens aux évènements qui ponctuent son existence que chaque individu peut être en capacité de devenir en quelque sorte médecin de lui-même (Andrieu, 2012). Et qu'il soit confronté ou non à des épisodes de maladie au cours de son existence, ses expériences de soin, sur lui-même ou sur ses proches, sont porteuses de significations et de savoirs (Delory-Momberger, 2014). Ses croyances donnent forme et direction à son comportement vis-à-vis de sa santé et nourrissent ses attentes, ses aspirations ou encore ses représentations.

Qu'elles soient singulières, enracinées individuellement ou partagées collectivement, les croyances exercent toujours une influence importante sur la façon dont on prend soin de sa santé. Parfois véhiculées par la famille sous forme de valeurs ou de modèles (Herzlich & Moscovici, 1969), elles déterminent fréquemment les choix thérapeutiques et les pratiques de santé (Andrieu, 2012).

Enfin, c'est aussi la perception que chacun a de sa capacité à prendre en charge sa santé qui peut être déterminante pour comprendre qu'on puisse ou non se risquer à exercer un contrôle sur sa santé. Ainsi, le sentiment d'efficacité personnelle, c'est-à-dire les croyances des individus quant à leurs capacités à réaliser des performances particulières (Bandura, 2003), contribue pour beaucoup à déterminer à la fois les choix de santé, mais également l'investissement dans la poursuite des buts fixés.

MÉTHODOLOGIE DE RECHERCHE

L'étude compréhensive que nous avons menée s'appuie sur un corpus de vingt-quatre entretiens réalisés auprès d'individus âgés de quarante à cinquante-cinq ans. Elle s'inscrit dans le cadre d'une thèse de doctorat en Sciences de l ' Éducation qui comprend plusieurs autres enquêtes regroupant une population totale de plus de six cents individus. Pour cette étude, nous avons privilégié une approche biographique pour rendre compte des interactions, du contexte et de l'interprétation de l'expérience par le sujet tout en considérant la temporalité de son existence. Doté d'un fort pouvoir d'intelligibilité, ce type d'entretiens permet de faire émerger le sens que les acteurs accordent à leurs actions tout en stimulant leur capacité réflexive (Fiorelli, Chaxel, & Maïzi, 2014).

La démarche biographique conçoit les individus comme des sujets porteurs d´une histoire, ayant la capacité d ' interpréter la réalité mais surtout détenteurs, de manière plus ou moins consciente, d'un savoir qu ' il est possible de faire émerger (Bertaux, 2010). C ' est cet accompagnement vers un travail de conscientisation que nous avons privilégié en proposant une écoute attentive et empathique. Nous avons ainsi souhaité mettre en exergue les mécanismes, les logiques d'action et les processus liés à la santé, mais également favoriser un questionnement personnel en rapport avec les expériences vécues tout en explorant les évènements constitutifs des parcours de vie.

RÉSULTATS

Construire du savoir en produisant du sens

C'est en écoutant les personnes nous parler de la façon dont elles exercent une influence personnelle sur leur santé que l'on prend la mesure de la grande diversité de compétences mobilisées. Sollicitant des dimensions cognitives, métacognitives, affectives ou encore motivationnelles, elles doivent pouvoir faire appel à des compétences extrêmement variées. Et nous avons pu mesurer l'importance que revêt dans cette démarche le processus d'apprentissage. Car être capable de s'impliquer activement dans la gestion de sa santé passe tout autant par une bonne connaissance de soi et du fonctionnement de son corps que par la faculté d'apprendre des autres et du monde qui nous entoure (Carré, 2005). Certes, l'information est désormais facilement accessible, mais il faut néanmoins être capable de la comprendre, de la trier et de l'analyser pour prendre de bonnes décisions pour sa santé ou celle de ses proches. Certes, il est désormais possible de dialoguer avec les équipes médicales, voire de remettre en question la parole de l'expert, mais cette démarche suppose d'être suffisamment compétent pour dialoguer en toute égalité avec les professionnels de santé ou pour être capable de choisir entre plusieurs approches thérapeutiques. Ce sont donc des apprentissages multiples qui vont émailler leurs parcours de santé constituant ainsi, au fil du temps, un savoir bien singulier sur lequel ils disent être en capacité de s'appuyer comme nous l'explique Louis, cinquante et un ans :

> « *J'ai beaucoup appris. J'ai découvert toute une facette de la santé qui m'était inconnue. Qui n'avait pas du tout été transmise par ma famille. Et du coup j'ai fait des choix et des expériences que mes parents n'auraient pas faits et c'est marrant car c'est comme une boucle. C'est maintenant les choix et les expériences que j'ai faits qui les impactent et eux aussi modifient des choses dans leur mode de vie* ».

Mais surtout, chaque expérience de la maladie est porteuse de sens et c'est au travers de ce qu'ils expriment dans un langage profane que transparaissent toujours en filigrane leurs propres représentations. Concept-clé en anthropologie médicale, le modèle explicatif de la maladie nous permet de comprendre comment leur savoir se construit. C'est ainsi qu'ils ne peuvent concevoir leur santé qu'au travers de leurs expériences, grâce à tout un système explicatif de causes, de significations ou encore de conséquences. Parmi tous les témoignages que nous avons pu recueillir, c'est probablement celui de Chrystelle, quarante-sept ans, qui illustre le mieux ce besoin qu'ils éprouvent de donner du sens à leurs expériences de la maladie. Confrontée à une pathologie rare, Chrystelle se retrouve fréquemment face à des professionnels de santé qui sont dans l'incapacité de répondre aux questions qu'elle se pose :

> « *Quand on va voir un médecin, on a tendance à penser qu'il va nous dire : vous avez ça donc vous avez besoin de prendre ça. Or moi, on me disait : 'On ne sait pas d'où ça vient. On ne connaît pas la cause. On ne sait pas ce qu'il faut faire'. Du coup, le fait d'être face à quelqu'un qui dit qu'il ne sait pas, ça pousse à chercher et ça donne le pouvoir d'aller chercher. Car moi j'avais besoin de comprendre ce qui se passait dans mon corps et surtout pourquoi ?* »

Dès lors, c'est la relation au médecin qui est interrogée et nombreuses sont les personnes qui témoignent de la délicate juxtaposition entre savoirs profanes et savoirs experts.

Rapport au médecin, entre soumission et transgression

Force est de constater que la relation au médecin a beaucoup évolué puisqu'en l'espace d'une génération, on a assisté à la disparition d'une relation paternaliste au profit d'une relation où le patient est désormais doté d'un pouvoir de décision (Fainzang, 2010). La relation verticale entre un médecin tout puissant et un patient forcément ignorant et passif n'est plus de mise, comme nous le précise Albert, formateur, quarante-huit ans, et le médecin n'est plus perçu comme seul détenteur de pouvoir et de savoir :

> « *Sociologiquement le docteur avait un avis auquel les gens se pliaient et c'est de moins en moins vrai et tant mieux. On peut écouter un avis et même le trouver éclairé sans pour autant s'y soumettre* ».

Ce renversement de perspective et cette nouvelle reconnaissance d'un savoir élaboré par la personne autour de son vécu de la maladie et du soin (Jouet, Las Vergnas, & Noël-Hureaux, 2014) modifie en profondeur la façon dont elle conçoit son rôle, voire sa responsabilité, dans la gestion de sa santé comme nous le relate Nathalie, quarante et un ans :

> « *Toujours poser le pour et le contre quand on me propose un traitement. Est-ce que c'est vraiment nécessaire. Jusqu'où je prends le risque ? Après c'est aussi personnel. Mais moi je dis il faut avoir la connaissance pour ensuite pouvoir décider. C'est des choix qu'on fait en toute connaissance de cause. Maintenant on ne sait pas tout parce qu'il y a des choses qu'on ne nous dit pas mais en tous cas avoir pris le maximum d'informations et ensuite pouvoir décider* ».

Il serait donc question d'émancipation de l'autorité médicale dans cet exercice d'autonomie en santé comme nous l'explique Solange, cinquante ans, n'hésitant pas à dénoncer des pratiques qu'elle juge infantilisantes chez certains médecins qu'elle côtoie :

> « *Je veux comprendre ce que j'ai et je veux comprendre comment on va me soigner. Le médecin, il m'a dit : On va faire du laser… Je lui ai dit : Expliquez-moi, je veux savoir ce qu'on va me faire. Moi je suis quelqu'un qui veut savoir. On ne va pas me faire rentrer au bloc ou à l'hôpital sans savoir ce que j'ai exactement et comment on envisage de le soigner. Parce que c'est ma personne et j'ai le droit de savoir. Je vais subir dans une certaine mesure le traitement mais … je dirai que le mythe de la blouse blanche c'était valable il y a cinquante ans, soixante ans ou soixante-dix ans et qu'aujourd'hui on veut être acteur de ce qu'on a* ».

Pour autant, nous avons pu constater que le rapport qu'ils entretiennent avec le médecin reste très ambivalent et lorsque l'on aborde la question de l'expertise, les avis sont très contrastés. Certes, ils n'hésitent pas à remettre en question la parole de l'expert et à accorder de l'importance à ce qu'ils ont appris au fil de leurs expériences, mais lorsque le doute est là, lorsque la situation l'impose, alors ils préfèrent s'en remettre au médecin car finalement, c'est lui qui sait et il ne « *faudrait pas non plus se prendre pour un médecin* » comme nous le précise Adrien, quarante-six ans.

C'est donc un savoir singulier dont ils disposent, basé sur ce qu'ils ressentent avec leur corps et sur lequel ils se reposent pour prendre des décisions comme nous l'explique Nathalie, quarante et un ans :

> « *Parfois il faut réfléchir quand on nous dit des choses et ne pas se dire que parce que cela vient de l'autorité médicale, il ne faut pas réfléchir et puis ce que je ressens avec mon corps a une valeur influente et décisive* ».

C'est aussi une conscience de la santé parfois inscrite dans l'histoire familiale telle une empreinte qui s'impose, comme nous le confie Judith, quarante-neuf ans :

> « *Dans ma famille, ça ne se passait pas bien du tout. Ma mère s'est retrouvée à trente-trois ans tétraplégique. Elle n'a pas fait attention à sa douleur. Médicalement on était très éprouvé. Masquer la douleur, ça ne m'intéresse pas. Je préfère ressentir ce que ressent mon corps car je me suis rendue compte que la douleur ne doit pas exister dans la vie de tous les jours. J'essaie d'être plus à l'écoute de mon corps* ».

Mais c'est toujours une articulation délicate qui s'opère entre ce savoir précieux qu'ils évoquent fréquemment et celui détenu par le médecin. Et cette tension est perceptible chez ce sujet qui revendique à la fois le droit d'être reconnu comme acteur de sa santé, sans pour autant parvenir à s'affranchir du pouvoir qu'exerce encore le médecin. Le questionnement sur la place des savoirs profanes est central. Certes, ils sont persuadés que les connaissances accumulées au fil du temps sont précieuses et qu'ils peuvent s'appuyer sur les signes que leur envoie leur corps pour ajuster leur comportement de santé, mais ils sont nombreux à douter également de la légitimité de leur démarche, allant parfois même jusqu'à se défendre de vouloir remplacer le médecin, véritable détenteur, à leurs yeux, d'un savoir scientifique reconnu, et devant lequel il faut bien s'incliner.

Enfin, la maladie est encore, pour beaucoup d'entre eux, associée à la fatalité. Et lorsqu'ils parlent de la maladie, c'est le destin ou encore la malchance qui sont évoqués.

Dichotomie entre « rationnel » et « magique »

Il ne semble pas aisé de se libérer d'une représentation fataliste de la maladie et même les personnes les plus investies dans la gestion de leur santé émettent des doutes sur l'impact réel de leurs comportements sur leur état de santé. Le vocabulaire, à cet égard, est des plus significatifs. On « *attrape* » une maladie. Cela vous « *tombe dessus* » ou encore « *on essaie de passer entre les gouttes* ». Tous les témoignages que nous avons pu recueillir montrent à quel point les personnes se sentent démunies face à ce qui leur apparaît comme inéluctable et qu'elles seraient dès lors contraintes de subir, comme nous le confie Sabine, quarante ans : *« La maladie reste une sorte de fatalité. On n'est jamais à l'abri... »*.

La maladie est encore bien souvent considérée comme exogène. Provenant de l'extérieur, elle peut alors s'expliquer par toute une multitude de raisons, qu'il s'agisse du mauvais sort, du destin ou encore de la malchance, mais quelle que soit l'explication trouvée, elle semble dès lors échapper à toute forme de contrôle personnel comme nous l'expliquent Solange, cinquante ans, et France, quarante-huit ans :

« *La santé, c'est le plus important. Le reste ça peut se gérer mais la santé quand vous avez une maladie grave qui vous tombe dessus. Là on subit vraiment - Je touche du bois, je n'ai rien* ».

« *On fait ce qu'on peut, comme on peut, du mieux qu'on peut mais si les choses arrivent, c'est comme ça. On fera avec* ».

Dans cette même logique, être en bonne santé relèverait de la chance ou d'une forme de déterminisme comme semble le penser Jules, quarante ans :

« *J'ai l'impression qu'on peut jouer sur son bien-être. Je ne suis pas sûr qu'on puisse vraiment avoir la main sur sa santé. Il y a des éléments qui sont complètement déterminés et qui nous échappent* ».

Cette tension entre ce qui serait déterminé par des facteurs externes et ce qui pourrait résulter du comportement personnel fait l'objet d'un vrai questionnement pour bon nombre des personnes, comme s'il s'agissait de pouvoir concilier d'une part, ce qu'elles expriment comme une évidence, c'est-à-dire leur capacité à jouer un rôle déterminant pour se maintenir en bonne santé et, d'autre part, ce qui semble leur échapper et relèverait de forces extérieures difficiles à identifier. Ainsi, lorsque l'on écoute Camille nous expliquer longuement tout ce qu'elle a mis en place pour rester en bonne santé, qu'il s'agisse de son alimentation, des dépistages auxquels elle se prête bien volontiers, ou encore de sa pratique sportive régulière, on ne peut qu'être surpris de l'entendre nous confier un peu plus tard dans l'entretien qu'elle est quasiment sûre que, tôt ou tard, elle sera victime d'un cancer :

> « *On ne peut pas passer au travers des pépins. J'aurai probablement un cancer de je ne sais quoi. C'est très probable, c'est la moitié des gens. Je ne pense pas que ce que j'ai mis en place soit suffisant. Non, je ne pense pas parce qu'on vit en ville. Parce qu'il y a la pollution. Il y a du stress. Je pense qu'il y a des quantités de trucs qu'on a ingurgités pendant des années qui sont extrêmement mauvais. On a quand même été la génération des machins en plastique aux micro-ondes. Il y a des choses qu'on a faites parce qu'on n'était pas au courant et qui étaient très mauvaises. Ça on ne peut pas lutter, c'est fait, c'est fait !* »

CONCLUSION

Dans notre société actuelle, le principe d'autonomie est posé comme un nouveau paradigme, chacun étant supposé prendre les bonnes décisions pour sa santé. Pour autant, nous avons pu constater que si les individus souhaitent le plus souvent être considérés comme des acteurs à part entière dans la gestion de leur santé, il n'en reste pas moins risqué de s'aventurer sur un terrain traditionnellement réservé aux experts.

Certes, on observe l'émergence de nouvelles pratiques de santé souvent favorisées par les environnements actuels et une remise en question d'une relation au médecin basée sur un modèle paternaliste, mais c'est un sujet en tension que nous avons pu rencontrer, sujet à la fois conscient des limites que l'exercice de cette autonomie en santé comporte, mais pourtant désireux de pouvoir agir sur sa santé.

L'approche biographique que nous avons privilégiée, en nous offrant la possibilité d'explorer les trajectoires individuelles, nous a apporté un éclairage intéressant sur les dimensions personnelles et sur la façon dont elles conditionnent les comportements de santé.

Ainsi, nous avons pu mesurer l ' importance que prennent les expériences vécues pour orienter les choix de santé. En effet, l'existence humaine est ponctuée d'évènements souvent imprévisibles, mais qui donnent à chaque individu l'occasion de prendre ou de reprendre le contrôle sur sa santé en reconsidérant à la fois ses choix et ses pratiques. Et c'est le plus souvent dans l'analyse que les personnes font de ces évènements que se construit le sens qu'elles donnent aux expériences vécues. C'est ainsi que nous avons pu constater le rôle central que joue la réflexivité dans le processus d ' autorégulation de la santé. Chaque expérience de soin, chaque rencontre ou encore chaque discussion avec un pair ou un professionnel de santé peut modifier, à chaque instant, le schéma existant et permettre un réajustement à la fois des croyances et des représentations offrant ainsi la possibilité à la personne de se positionner différemment vis-à-vis de sa santé.

BIBLIOGRAPHIE

ANDRIEU, B. (2012), *L'autosanté : vers une médecine réflexive.* Paris : Armand Colin.

BANDURA, A. (1986), *Social foundations of thought and action: a social cognitive theory.* Englewood Cliffs N.J.: Prentice-Hall.

BANDURA, A. (1997), *Self-efficacy: the exercise of control.* New York: W.H. Freeman.

BANDURA, A. (2003), *Auto-efficacité : le sentiment d'efficacité personnelle.* Bruxelles : De Boeck Supérieur.

BANDURA, A. (2010), « L'importance primordiale de l'autorégulation dans la promotion de la santé », *Pratiques de formation (Analyses)*, n° 58-59, p. 95-110.

BERTAUX, D. (2010), *Le récit de vie.* Paris : Armand Colin.

CARRÉ, P. (2005), *L'apprenance, vers un nouveau rapport au savoir.* Paris : Dunod.

DELORY-MOMBERGER, C. (2014), *De la recherche biographique en éducation : fondements, méthodes, pratiques.* Paris : Éd. Téraèdre.

DOMINICÉ, P., WALDVOGEL, F. (2009), *Dialogue sur la médecine de demain.* Paris : Presses Universitaires de France.

FAINZANG, S. (2010), « Le pouvoir du patient face au médecin : entre expérience, compétence et savoir », *Pratiques de formation*, n° 58-59, p. 125-136.

FIORELLI, C., CHAXEL, S., MAÏZI, P. M. (2014), « Les récits de vie : outils pour la compréhension et catalyseurs pour l'action », *Interrogations,* n° 17, p. 1-14.

FLORA, L. (2012), *Le patient formateur : élaboration théorique et pratique d'un nouveau métier de la santé.* Thèse de doctorat en Sciences de l'Éducation, Université Paris 8.

GRIMALDI, A. (2010), « Les différents habits de l'"expert profane" », *Les Tribunes de la santé*, vol. 27, n° 2, p. 91.

HERZLICH, C., MOSCOVICI, S. (1969), *Santé et maladie : analyse d'une représentation sociale.* Paris : Éditions de l'École des Hautes Études en Sciences Sociales.

JOUET, E., FLORA, L., LAS VERGNAS, O. (2010), « Construction et reconnaissance des savoirs expérientiels des patients », *Pratiques de formations (Analyses)*, n° 58-59, p. 13-94.

JOUET, E., LAS VERGNAS, O., NOËL-HUREAUX, E. (2014), *Nouvelles coopérations réflexives en santé : De l'expérience des malades et des professionnels aux partenariats de soins, de formation et de recherche.* Paris : Éditions des Archives contemporaines.

TOURETTE-TURGIS, C. (2015), *L'éducation thérapeutique du patient : la maladie comme occasion d'apprentissage.* Bruxelles : De Boeck.

ÉCHANGES ÉPISTOLAIRES, NARRATIONS BIOGRAPHIQUES ET APPRENTISSAGES PAR LA MALADIE[1]

Elizeu Clementino DE SOUZA

Résumé : Le but de cet article est d ' examiner et réfléchir sur l'expérience de vivre avec le VIH/SIDA à partir de l'approche de la recherche (auto)biographique. Le corpus d'analyse est issu de lettres écrites par les lecteurs/collaborateurs de la revue brésilienne *Saber Viver* publiés dans la rubrique « lettres ». À partir de ces narratives, le texte prend appui sur les bases de la recherche (auto)biographique pour mener une discussion qui met en avant le processus de biographisation, les apprentissages à travers la maladie chronique, les modes de résistance et la reconfiguration identitaire des individus.

Mots-clés : lettres, recherche (auto)biographique, maladie chronique, VIH/SIDA.

[1] Ce texte présente les résultats d'une recherche développée dans le cadre du stage sénior de post-doctorat de l'auteur, procès n° 88881.120884/2016.1, financée par l'agence brésilienne de soutien à la recherche "*Coordenação de Aperfeiçoamento de Pessoal de Nível Superior*" – appel à projets n. 16/2016.

QUELQUES REMARQUES INITIALES

Les discussions théoriques systématisées dans le cadre du groupe de Recherche (Auto)biographie, Formation et Histoire Orale (GRAFHO) de l'Université de l'État de Bahia (UNEB) en articulation avec d'autres groupes et laboratoires de recherche[2] ont permis la consolidation d'un réseau de recherche et formation qui prend comme approche épistémologique et méthodologique la recherche (auto)biographique. Au travers de ce réseau, les récits constituent le matériel central qui permet de mettre en dialogue les processus de biographisation des individus et leurs apprentissages. Ma participation à ce réseau international est donc l'occasion de mieux comprendre les apprentissages qui se tissent à partir du vécu d'une maladie chronique, notamment le VIH/SIDA.

Le corpus d'analyse présenté dans cet article est issu de la revue brésilienne « *Saber Viver* »[3] [*Savoir Vivre*] destinée aux malades et aux professionnels de santé. Cette revue existait dans un format imprimé depuis l'année 1999 jusqu'à 2012, quand est sorti le numéro 50. Elle contient une rubrique consacrée aux lettres des lecteurs et collaborateurs qui vivent avec le VIH/SIDA. Dans un premier moment, ces lettres étaient destinées aux éditeurs de la revue. Une préoccupation initiale de la revue concernait la préservation de l'identité des lecteurs qui voulaient envoyer une lettre face à toute forme de préjugé et de discrimination. Comme solution, ils ont créé une boîte postale pour que les gens puissent adresser leurs lettres.

Puis, dans un second temps, les lettres sont devenues disponibles à tous les lecteurs, ce qui a permis de constituer un réseau afin de socialiser

---

[2] Réseau de collaboration académique et scientifique qui englobe le GRAFHO/PPGEduC/UNEB, l' Université Paris 13/Sorbonne Paris Cité et son laboratoire Experice http://www.univ-paris13.fr/experice/, axe A, l'association Le sujet dans la cité : "éducation, individuation, biographisation" et l'Université des Patients http://www.universitedespatients.eu

[3] Cette revue est organisée et publiée par l'ONG *Saber Viver* Comunicação. La grande majorité des récits publiés présentent les noms des collaborateurs et leurs coordonnées (adresse, téléphone et/ou e-mail) et sont d'accès libre sur le site et sur la version imprimée de la revue. C'est ainsi que j'utiliserai, dans les extraits, l'identification telle qu'elle est publiée dans la revue - http://saberviver.org.br/

les apprentissages résultant de la vie avec la maladie et de construire des liens d'amitié et d'affection entre les malades. À partir du numéro 3, la revue a formellement créé la rubrique « lettres » pour aborder les relations interpersonnelles. Cette rubrique est restée active jusqu'au onzième numéro. Les lecteurs et collaborateurs pouvaient donc y aborder les sujets les plus divers : prise de médicaments, alimentation, activités physiques, préjugés, aspects cliniques de la maladie, relations interpersonnelles, conséquences de la maladie sur les relations sociales (par exemple, assumer la séropositivité). À partir du douzième numéro, la revue a décidé d'unifier le titre de la rubrique et a adopté le titre : « Relations d'amitié ou de couple ».

Les récits des individus concernés par cette maladie et publiés dans la revue sous la forme de lettres aux lecteurs peuvent donc être considérés comme des données de recherche très intéressantes pour comprendre les processus de biographisation et les apprentissages qui concernent la vie avec le VIH/SIDA. Ainsi, cet article met en avant les analyses et interprétations faites à partir d'un corpus constitué par les lettres publiées dans la rubrique « Lettres – relations d'amitié et de couple » et qui concerne les processus de biographisation et apprentissages tissés à partir de la maladie chronique, les modes de résistance et les reconfigurations identitaires des individus résultant de l'activité narrative des histoires de vie avec la maladie.

ÉCRITURE, RÉSEAUX DE SOCIABILITÉ ET APPRENTISSAGE AVEC LA MALADIE

Dans le domaine de l'histoire de l'éducation au Brésil, les lettres ont été déjà utilisées comme matériels de recherche afin d'apporter des éléments pour comprendre les dimensions de l'intime, du collectif et de la relation entre les espaces publics et privés. Les chercheurs Mignot (2013 ; 2017), Bastos, Cunha et Mignot (2002), Mignot, Bastos et Cunha (2000) ont consacré leurs études à analyser les lettres et les archives personnelles ordinaires d'écriture afin de comprendre leurs contributions au domaine de l'éducation. En ce qui concerne les sens et significations de l'écriture des lettres, Bastos, Cunha et Mignot (2002) affirment que :

« *Écrire des lettres demande du temps, de la réflexion et de la discipline puisque celles-ci sont une façon de partager les vécus le plus personnels, intimes et même banals. On écrit et on envoie des lettres pour les motifs le plus variés possibles : discuter, séduire, remercier, se confier, demander, informer, registrer, vendre, acheter, excuser, enfin ! Les lettres suivent un protocole et obéissent à une autre temporalité : parfois elles prennent du temps pour arriver et parfois le destinataire prend du temps à répondre* [...] ». (p. 5)

Avant même d'être prises en tant qu'objet d'étude, les lettres rendent donc possible la socialisation d'expériences personnelles, d'histoires individuelles, de l'intimité au travers du partage entre émetteur et destinataire (Chartier, 1991). Par ailleurs, les lettres permettent d'apprendre sur différentes situations du quotidien de la vie. Ce sont ces lettres qui seront mises en avant dans le cadre de cet article. En tant que malades atteints du VIH/SIDA, les narrateurs de ces échanges épistolaires exposent, en effet, leurs façons de vivre au quotidien et la manière par laquelle ils apprennent à vivre avec la maladie. L'examen des récits qui y sont contenus est conduit en prenant des exemples extraits de différents numéros de la revue. La méthode retenue est de commencer par présenter des extraits de récits, et ce, en commençant par les premiers numéros.

Pour ce qui concerne les premières publications de la revue brésilienne, nous mettons en avant deux récits, ceux de Murilo et Elizabeth, qui portent sur les relations de couple et d'amitié et sur l'importance de la revue pour cela. Elizabeth met en exergue sa solitude et sa condition de porteuse du virus, ce qui rend difficile le rapport affectif :

Je suis solitaire,

Moi, dans la condition de porteuse du VIH, je suis solitaire, je n'ai pas de copain, car les hommes qui ne sont pas séropositifs sont réticents à utiliser le préservatif. Je veux dire que, s'il-vous-plaît, n'arrêtez pas la publication de cette revue si utile pour nous. (« Sou solitária », 1999-2000, p. 11)

Le récit de Murilo, bien que succinct, souligne l'importance de la construction de nouveaux liens d'amitié et son envie d'échanger avec d'autres personnes.

Nouveaux amis,

Je sais que j'ai le SIDA depuis cinq ans. Je voudrais échanger avec d'autres porteurs du virus VIH. (« Novos amigos », 1999-2000, p. 11)

Les lettres envoyées à la revue par les lecteurs ont plusieurs fonctions. Dans un premier temps, elles ont un caractère d ' information et d'éclaircissement sur l'épidémie et sur les différentes phases par lesquelles les malades passent au cours de la maladie. Dans un second temps, elles servent de support pour déclencher de nouveaux liens de sociabilité et d'amitié entre les lecteurs et les collaborateurs de la revue, ce qui aide à reconstruire les parcours de vie jalonnés par la maladie.

Dès le troisième numéro de l'année 2000, la rubrique met en avant l'importance de la communication[4], invite les lecteurs à correspondre, informe les lecteurs que la revue reçoit beaucoup de lettres et que toutes recevront une réponse.

Il est important d'expliquer que la rubrique consacrée aux lettres a gagné une visibilité plus grande du fait de la grande quantité de lettres reçues, ce qui a justifié le changement du titre de la rubrique, qui est alors devenu « Relations d'amitié ou de couple », comme cela a été déjà évoqué dans la partie introductive de cet article. Cette rubrique est alors devenue un espace fertile de communication des lecteurs autour de leurs histoires de vie.

Les récits d'E. S. de Minas Gerais (État de la région Sud-Est du Brésil) et de D. M. de Campinas (ville de l'État de São Paulo) publiés dans le douzième numéro montrent que la publication des histoires de vie dans la rubrique « Racontez son histoire » contribuent à la mise en relation des personnes et à faire circuler des informations sur les expériences de vie et les apprentissages de la maladie. Cela a pour conséquence de renforcer l'importance de la revue et son rôle social (De Souza, 2014a, 2016).

[4] Selon la publication du volume 1, numéro 3, de février/mars 2000, la revue *Saber Viver* publie des informations à partir de lettres envoyées directement à sa boîte postale. Écrivez à : *Saber Viver* - Caixa Postal 11.554 - Rio de Janeiro – RJ, Cep : 22.022-970.

De retour au traitement,

Je voulais remercier la revue 'Savoir Vivre'. Je me suis senti très heureux d'avoir reçu une réponse à ma lettre et j'ai vu que vous travaillez avec amour et sincérité. L'édition du numéro 9 m'a beaucoup aidé. Le témoignage de Gilson m'a poussé à lutter. J'avoue que j'avais arrêté le traitement avec les antirétroviraux, mais depuis que j'ai vu qu'il avait plusieurs problèmes de santé, j'ai repris le traitement et je me suis senti beaucoup mieux. J'étais en train de me laisser à la dépression et à la tristesse, sans force pour lutter. Avec les témoignages publiés dans la revue, je me lève de nouveau. Restez comme ça, courageux et disponibles pour aider les gens qui se trouvent sans force pour vivre. (« De volta ao tratamento », 2001, p. 13)

Je suis né de nouveau

Cela était, sans doute, la meilleure revue qui est arrivée au marché. Elle est claire et objective. Grâce à la rubrique "relations d'amitié ou de couple", j'ai de nouveaux amis. J'écris et je téléphone à plusieurs d'entre eux. J'ai une quantité très grande de lettres avec des réponses ; chacune plus surprenante que les autres. Grâce à ces personnes qui m'ont répondu et à vous qui avez mis en place cette revue sur le marché, je suis encore vivant. J'ai fait une tentative de suicide. J'étais dans le coma. Je suis séropositif depuis deux ans. Aujourd'hui, je prends des médicaments et ma charge virale est indétectable. Quand la dépression revient, j'écris ou je téléphone à quelqu'un. Je vous remercie d'exister. (« Nasci de novo », 2001, p. 13)

Les récits des contributeurs et lecteurs publiés dans cette rubrique sont donc fondamentaux. Ils contribuent aux processus d'apprentissage biographiques puisqu'ils mettent en avant les expériences vécues et les connaissances acquises du fait de la vie avec le VIH/SIDA. Dans d'autres publications (De Souza, 2014a, 2014b, 2016), j'ai pu analyser les façons de narrer les expériences vécues et de montrer comment les narrations publiées rendent possibles une reconfiguration des identités détériorées par la maladie, du fait de sa chronicité ainsi que du fait de la discrimination et du stigma liés au VIH/SIDA.

MALADIES CHRONIQUES, BIOGRAPHISATION, ÉCRITURES ET POUVOIR D'AGIR

Après avoir situé ces premiers aspects de la publication de la revue *Savoir Vivre*, plusieurs questions peuvent maintenant être envisagées autour de la sociologie des maladies et de l'impact des maladies chroniques sur les processus de perte d'identité des individus. Selon Silva (2004), l'arrivée de la chronicité dans la vie des individus produit une détérioration de leur identité, du fait notamment des différentes représentations et stigmas associés au VIH/SIDA (Parker, 2013 ; Parker et Aggleton, 2001).

La recherche développée par Silva (2004) avec les malades du SIDA dans des phases avancées de la maladie a visé la compréhension des façons dont les individus reconfigurent leurs identités pour pouvoir vivre avec la maladie et les changements produits pour cela. À partir des entretiens avec des malades hospitalisés au cours des années 80, l'auteur a pu développer une discussion qui cherche à considérer le vécu des malades dans une époque où les antirétroviraux et les inhibiteurs de protéase étaient en train de devenir le traitement de cette épidémie. Cette recherche a permis de montrer que les représentations sociales de la maladie introjectées par les individus, ainsi que leur sens attribué qu'elles véhiculent socialement, jalonnent la vie des individus de façon extrêmement diverse et qu'elles provoquent des ruptures et discontinuités dans les liens sociaux. Du diagnostic jusqu'aux étapes du traitement, l'identité des individus se voit bouleversée, ce qui les amène à chercher des moyens pour la reconstruire. Cette reconstruction implique un investissement dans d'autres formes de sociabilité et d'affrontement, notamment par le biais de réseaux et d'associations.

Une importante analyse a également été conduite, basée sur les contributions de la phénoménologie et les approches systémiques dans le domaine de la sociologie et anthropologie de la santé a été développée par Alves (2006). L'auteur a développé une étude phénoménologique et herméneutique pour comprendre les expériences de douleur chez les malades, ainsi que comprendre les significations associées à ces expériences éprouvantes.

L'émergence d'études sur les récits et les maladies est assez contemporaine dans le domaine de la sociologie des maladies et de leurs représentations sociales. Ces études contribuent, à la fois, à élargir les « modèles explicatifs des maladies » au-delà de la centralité des processus biochimiques et pharmacologiques, et à approfondir les dimensions qui mettent en exergue les expériences de vie, les reconfigurations identitaires et les apprentissages biographiques en tant que nouvelles possibilités de médiation et d'accompagnement des malades chroniques. La notion de modèles explicatifs peut être comprise comme une disposition expérientielle qui émerge au cours du parcours biographique des individus malades. À ce propos, Cunha (2015) se base sur les contributions d'Alves (2006) pour affirmer que, depuis le début de la décennie de 1980, « […] *les recherches autour des expériences des maladies inaugurent de nouvelles démarches interprétatives pour mettre en lumière les expériences vécues par les individus dans des contextes spécifiques* […] » (Cunha, 2015, p. 36). Selon l'auteur, les modèles explicatifs sont érigés à partir de la compréhension des différentes manières de s'approprier de la maladie et de rentrer en relation avec cela par l'intermédiaire des symptômes, des traitements, de l'adhésion aux médicaments. La révision critique d'Alves (2006) a servi de support à la présente étude pour approfondir les analyses des narratives des séropositifs, et pour explorer la place de la revue brésilienne dans la construction de la sociabilité entre les lecteurs et collaborateurs.

Il est également important de mettre en perspective les contributions plus récentes de la démarche de l'Éducation Thérapeutique de Patients (Tourette-Turgis, 2015 ; Tourette-Turgis & Thievenaz, 2014) et de l'approche des apprentissages biographiques des malades chroniques (Delory-Momberger & Tourette-Turgis, 2014) en ce qui concerne les sens et significations attribués aux malades sur la maladie et sa chronicité. Selon ces travaux, il est possible de comprendre la narration biographique et les apprentissages qui découlent de la pratique de biographisation comme des moyens qui rendent possible le développement du pouvoir d'agir des individus et qui dévoilent différentes façons d'affronter et d'élaborer les événements vécus (Delory-Momberger, 2013 ; 2014).

Le choix des mots pour parler de la maladie est le résultat de transactions et d'une réflexivité biographique sur les histoires vécues, les souvenirs et les ruptures identitaires. Ce choix ouvre également un espace pour que les individus puissent surmonter les silences et les non-dits provoqués par les préjugés et stéréotypes créés autour des maladies au niveau du corps et de la gestion de la vie quotidienne. Les narrations publiées dans la revue contribuent à la fois à préfigurer et à reconfigurer l'identité du malade, et ainsi à donner des pistes afin d'analyser et interpréter les expériences et apprentissages biographiques autour de la séropositivité. Face à cette question, Silva (2004, p. 13-14) affirme que :

> « [...] *le travail pour trouver une cohérence avec soi-même et avec l'environnement mené par les malades débute depuis les premiers soupçons autour de la séropositivité et se poursuit au long de la vie. La prise de conscience de la personne concernée par le SIDA est un processus qui se passe dans le temps. La répétition du test, l'appel aux réseaux de références et les aller-retour dans différents hôpitaux avant la confirmation du diagnostic correspondent au délai nécessaire pour que les malades puissent accepter et rentrer en relation avec le diagnostic. Cette séquence temporelle implique déjà un travail de recomposition de l'identité au niveau intime et social. Nous suggérons que cela implique également une atténuation de l'effet de rupture fréquemment souligné par les différents travaux consacrés à l'annonce du diagnostic d'une maladie grave* [...] ».

L'effet formatif de la narration et ses implications avec le processus de reconstruction identitaire permettent de mettre en avant les représentations sociales de la maladie – SIDA – autour des préjugés, discriminations, stigmas, jugements moraux liés à la maladie, dont l'une des caractéristiques est tendanciellement de maintenir dans le silence et le secret ces éléments afin de protéger et de préserver l'identité du malade. Ces représentations sont également présentes dans différentes formes de communication : par exemple, lors des consultations avec les médecins, lors des interactions avec l'entourage, au cours des relations au travail..., ces différentes situations contribuant à la recomposition de l'identité personnelle et sociale du malade.

L'analyse des lettres permet, également, de comprendre comment les malades vivent et apprennent avec la chronicité, comment ils reconfigurent leurs biographies, ce qui contribue à tisser un réseau de sociabilité et de partage des apprentissages. La publication d'une petite description des auteurs des lettres, avec leurs intérêts et coordonnées, a permis d'avancer vers la diffusion des informations et vers la construction d'actions d'entraide par le partage des histoires de vie, des astuces et stratégies développées par les malades. Cette fonction sociale et le rôle de la revue a été mis en avant par Murilo dans le numéro 4 (2000), dont l'une des spécificités a été de recevoir une grande quantité de lettres. Murilo affirme que son envie de diffuser ses coordonnées a émergé du besoin de construire de nouveaux liens d'amitié, ce qui l'a poussé aussi à écrire à d'autres revues masculines, afin de collaborer pour montrer qu'il est possible de trouver des stratégies pour affronter le préjugé, la discrimination, le stigma d'être séropositif :

Après le jour où ses coordonnées ont été diffusées dans la rubrique

« Relations d'amitié ou de couple », beaucoup de choses ont changé dans la vie de Murilo Vale. « La revue est venue au moment ». Juste après la fin de sa relation de six années, tout ce que Murilo voulait, c'était faire de nouvelles amitiés. Et il a réussi. Il a reçu plus de 80 lettres d'où il a pu construire vingt nouvelles relations d'amitié et de proximité. Depuis cette expérience, Murilo a commencé à écrire à d'autres revues masculines et à assumer son identité de séropositif. « Je trouve cela important pour diminuer le préjugé ». Depuis que quelques personnes de son entourage, y compris sa mère, ont essayé de violer ses correspondances, Murilo a loué une boîte postale. « Je conseille aux gens de faire de même. Ainsi, vous gardez la confidentialité ».

Dans le numéro 30 de l'année 2004, la construction des réseaux de sociabilité entre les différents lecteurs de la revue dans tout le pays a été mise en avant. Le texte commence avec un jeu de mots entre les auteurs et lecteurs et explicite, par la suite, les façons dont les lecteurs écrivent leurs lettres, comment ils communiquent entre eux et augmentent leurs liens d'amitié et leur affection vers une nouvelle vie.

Regina, qui aimait Pedro, qui aimait José, qui aimait Maria...

La 'carioca' Ana Lucia, 45 ans, a mis son avis dans la rubrique « relations d'amitié ou de couple » et a reçu plus de 100 lettres. Parmi celles-ci, il y en avait une d'un homme 'Paulista' avec qui elle a été en couple pendant six mois : « *il a habité avec moi, ici à Rio, mais notre relation n'a pas évolué car nous sommes très différents* ». Malgré la fin de la relation, Ana déclare : « *cette relation a fortifié mon estime de soi* ».

La 'baiana' Francisca, 45 ans, est optimiste. Elle croit avoir retrouvé sa moitié à travers la revue : un 'paulista' qui est déjà parti à Salvador pour la demander en mariage : « *Je suis en train d'accepter, je suis trop heureuse* » avoue Francisca. Au-delà de la rencontre amoureuse, elle a trouvé trente amis avec qui elle correspond toutes les semaines : « *C'est trop cool de pouvoir aider une autre personne et d'échanger des idées. Je reçois beaucoup de lettres et j'ai des amis dans tous les états du Brésil* ».

La reine de lettres de la rubrique « relations d'amitié ou de couple » est Rosária, une Uruguayenne de 48 ans qui vit depuis six ans à Salvador. Elle a déjà reçu deux-cent-dix lettres depuis que son avis est sorti dans la rubrique : « *je veux répondre à toutes. C'est pour ça que je passe mes week-ends à écrire. Même à distance, j'ai beaucoup d'amis et je sens que je fais partie de leur vie. Un de mes amis habite à Recife. Il m'a écrit une lettre triste car il avait fini sa relation. J'ai écrit à son ex-copain et aujourd'hui, ils sont mariés et heureux. J'ai été le Cupidon* », raconte Rosária, fière d'elle-même.

Marié et heureux, Osvaldo, 43 ans, a fait connaissance de Regina, son épouse depuis deux ans. « *La revue est parue au bon moment. Quand j'ai découvert que j'étais infecté, je me suis senti déprimé et seul. Aujourd'hui, je suis une autre personne. Regina m'a appris à voir le monde autrement* ».

Et vous, vous avez déjà envoyé votre lettre à la revue ? La rubrique « relations d'amitié ou de couple » est de retour dans la prochaine édition. Mais, si vous êtes pressés, vous pouvez accéder à notre page Web et vous faire de nouveaux amis et, peut-être, rencontrer un grand amour. (Regina, 2004, p. 11)[5].

[5] Concernant les mots 'carioca', 'paulista' et 'baiana', il s'agit des désignations pour les gens qui sont nés respectivement dans les villes de Rio de Janeiro, São Paulo (région Sud-Est du pays) et dans l'état de Bahia (région Nord-Ouest).

EN SYNTHÈSE : LES RÉCITS ÉPISTOLAIRES COMME MODALITÉS DE PARTAGES DES SAVOIRS

Prendre comme objet d'étude les récits et les apprentissages biographiques de malades chroniques publiés dans la revue *Saber Viver* m'amène à apprendre sur les modes par lesquels les individus vivent la maladie, en tant qu'événement qui jalonnent leur parcours. À travers les narrations, les malades peuvent exprimer leurs vécus et partager leurs expériences, ce qui construit une zone d'intersection entre l'éducation et la santé qui contribue pour enrichir l'approche politique du soin.

Au Brésil, le mouvement biographique se caractérise par la diversité de thématiques de recherche et de formation à partir de l'approche narrative de la recherche (auto)biographique, ce qui produit une variation terminologique en fonction de différentes appropriations des termes de cette approche par les chercheurs. Cependant, dans le domaine éducationnel, les études qui mettent en dialogue l'éducation et la santé sont assez récentes, malgré l'avancée des recherches relevant de la sociologie et de l'anthropologie en santé depuis les années 80.

En ce qui concerne les recherches sur le VIH/AIDS et les narrations des malades, les résultats existants se concentrent plutôt sur les thématiques autour de l'expérience de la maladie, de l'adhésion au traitement et la relation médecin patient. La visée compréhensive érigée en sciences sociales cherche à surmonter les insuffisances de l'approche biomédicale par rapport à la compréhension de la maladie selon une approche qui prend en compte l'écoute, les formes d'accompagnement et de prise en charge des malades chroniques. Le regard attentif qui émerge d'un travail avec les narrations publiées dans la revue *Saber Viver* contribue à approfondir la compréhension autour de la constitution de réseaux de sociabilité et solidarité. Les lettres peuvent ainsi être pensées comme un dispositif formatif, d'apprentissage et d'échanges d'expériences sur le vécu du VIH/SIDA et la multiplicité des expressions possibles.

BIBLIOGRAPHIE

ALVES, P. C. (2006), « A fenomenologia e as abordagens sistêmicas nos estudos sócio-antropológicos da doença: breve revisão crítica », *Cadernos de Saúde Pública*, Rio de Janeiro, vol. 22, nº 1547-1554.

BASTOS, M. H. C., CUNHA, M. T. S., MIGNOT, A. C. V. (org.) (2002), *Destinos das Letras: história, educação e escrita epistolar*. Passo Fundo: UPF.

CUNHA, L. A. (2015), *Texturas do sofrimento emocional*. Salvador: EDUFBA.

CHARTIER, R. (dir.) (1991), *La Correspondance. Les usages de la lettre au XIXe siècle*, Paris : Fayard, 1991.

« De volta ao tratamento » (2001), *Revista Saber Viver*, Rio de Janeiro, Saber Viver Comunicação ONG, Ano 2, nº 12, p. 13.

DELORY-MOMBERGER, C. (2013), « Expérience de la maladie et reconfigurations biographiques », *Éducation Permanente*, vol. 2, nº 195, p. 121-131.

DELORY-MOMBERGER, C. (2014), *De la recherche biographique en éducation : fondements, méthodes, pratiques*. Paris : Téraèdre.

DELORY-MOMBERGER, C., TOURETTE-TURGIS, C. (2014), « Vivre avec la maladie : expériences, épreuves, résistances », *Le sujet dans la cité, Revue Internationale de Recherche Biographique*, nº 5, p. 134-38.

« Leitor da *Saber Viver* recebe mais de 80 cartas » (2000), *Revista Saber Viver*, Rio de Janeiro, Saber Viver Comunicação ONG, Ano 1, n° 04, p. 9.

MIGNOT, A. C. V. (2007), « Entre cartas e cartões postais: uma inspiradora travessia », dans A. C. V. Mignot, J. G. Gondra, (orgs.), *Viagens Pedagógicas* (v. 1), São Paulo: Cortez, p. 246-276.

MIGNOT, A. C. V. (2013), Exercício de intimidade: uma aproximação com a aprendizagem da escrita de si, *Revista da FAEEBA* – Educação e Contemporaneidade, Salvador, vol. 22, nº 40, p. 237-246.

MIGNOT, A. C. V. (2017), Viagens e narrativas (auto)biográficas, *Revista Brasileira de Pesquisa (Auto)biográfica)*, vol. 2, p. 263-267.

MIGNOT, A. C. V, BASTOS, M.H.C., CUNHA, M.T.S. (2000), *Refúgios do eu: educação, histórias, escrita autobiográfica*. Florianópolis : Editora Mulheres.

« Nasci de novo » (2001), *Revista Saber Viver*, Rio de Janeiro, Saber Viver Comunicação ONG, Ano 2, n° 12, 13.

« Novos amigos » (1999-2000), *Revita Saber Viver*, Rio de Janeiro, Saber Viver Comunicação ONG, Ano 1, n° 2, 11.

PARKER, R. (2013), « Interseções entre Estigma, Preconceito e Discriminação na Saúde Pública Mundial », dans S. Monteiro, W. Villela, Wilza (orgs.), *Estigma e Saúde*. Rio de Janeiro: Editora Fiocruz, 25-46.

PARKER, R., AGGLETON, P. (2001), *Estigma, discriminação e Aids*. Rio de janeiro: ABIA. Coleção ABIA, Cidadania e direitos, n° 1.

« Regina, que amava Pedro, que amava José, que amava Maria... » (2004), *Revista Saber Viver*, Rio de Janeiro, Saber Viver Comunicação ONG, Ano 4, n° 30, 11.

SILVA, L. L. (2004), *Ameaça da identidade e permanência da pessoa*. São Paulo : Cortez.

« Sou solitária » (1999-2000), *Revita Saber Viver*, Rio de Janeiro, Saber Viver Comunicação ONG, Ano 1, n° 2, p. 11.

SOUZA (DE), E. C. (2014a), « Tentativa de exploração e de interpretação do estar-no-mundo: discursos, poderes e fabricação de identidade », dans E. C. de Souza, A. L. Balssiano, A. M. Oliveira, (orgs), *Escrita de si, resistência e empoderamento*. Curitiba: Editora CRV, 115-138.

SOUZA (DE), E. C. (2014b), « " Savoir vivre " avec la maladie : apprentissages biographiques et récits de résistances », *Le sujet dans la cité – Revue Internationale de Recherche Biographique*, n° 5, 138-148.

SOUZA (DE), E. C. (2016), « Existir para resistir: (auto)biografia, narrativas e aprendizagens com a doença », *Revista da Faeeba* – Educação e Contemporaneidade, Salvador, vol. 25, n° 46, 59-74.

TOURETTE-TURGIS, C. (2015), *L'éducation thérapeutique du patient. La maladie comme occasion d'apprentissage*. Louvain-la-Neuve : De Boeck.

TOURETTE-TURGIS, C., THIEVENAZ, J. (2014), « L'éducation thérapeutique du patient : champ de pratique et champ de recherché », *Savoirs – Revue Internationale de Recherches en Éducation et en Formation des Adultes*, n° 35, p. 11-48.

DE LA MISE EN RÉCIT DU CANCER AU PARTAGE DES SAVOIRS : *K, HISTOIRES DE CRABE*, UN BLOG AUTOPATHOGRAPHIQUE

Silvia ROSSI

Résumé : Cet article s'intéresse à la relation entre cancer, identité et écriture en proposant une étude de cas : le blog autopathographique, *K, histoires de crabe* de Marie-Dominique Arrighi. Dans un premier temps, nous nous focalisons sur les modalités et les fonctions de la mise en récit de la maladie ; ensuite, nous verrons comment le fait de rendre cette expérience publique permet le partage des savoirs acquis par la personne malade, mais a aussi une influence directe sur l'écriture et l'expérience même de maladie.

Mots-clés : narration de la maladie, autopathographie, blog, identité, cancer.

INTRODUCTION

L'annonce d'une maladie grave, tel le cancer, cause, par sa nature soudaine et définitive, une fracture biographique et exige une reconfiguration de l'image de soi ; la mise en récit de cette expérience est alors une tentative d'appréhender la maladie, de la mettre en sens et en cohérence avec un parcours de vie.

Dans cet article, nous nous intéressons à la relation entre maladie, identité et écriture dans le cas, de plus en plus répandu, d'une expérience intime rendue publique. Nous nous focalisons sur une forme bien précise d'autopathographie[1] : celle des blogs. Situés au croisement entre écriture intime et écriture de maladie, les blogs autopathographiques représentent une sorte d'oxymore qui mérite d'être interrogée dans les différentes tensions qu'il produit.

Comme dans une entreprise autopathographique classique, la mise en récit et le partage de l'expérience de maladie *via* un blog permet d'appréhender la maladie, de la comprendre et de la mettre en lien avec l'histoire du sujet, mais aussi de partager et mettre son expérience au service des autres. D'autre part, le blog est « un outil de mise en scène de soi-même et de fabrication des identités collectives et personnelles » (Legros, 2009, p. 43) : l'écriture d'un blog, inversement à l'écriture d'un livre, est soumise aux contraintes de l'écriture en temps réel. L'auteur du blog se métamorphose au fur et à mesure que la maladie, les traitements et les effets secondaires avancent ; son état de santé influence son écriture et la forme de la narration. Le partage en temps réel de la maladie et les réactions des lecteurs – inconnus, proches et soignants – ont un impact sur la personne malade, produisent des ajustements dans son rôle de bloggeur/euse et ont des répercussions sur son vécu de patient.

Dans les paragraphes qui suivent, nous abordons ces différentes dimensions de l'écriture autopathographique en proposant une étude

---

[1] « Récits rétrospectifs en prose qu'une personne fait de sa propre maladie dans lesquels il y a concordance entre l'expérience de maladie de l'auteur (tel qu'il figure par son nom sur la couverture), celle du narrateur du récit et celle du malade dont on parle », (Rossi, 2017, p. 141).

de cas : le blog « K, histoires de crabe[2] », de Marie-Dominique Arrighi. Dans un premier temps, nous interrogeons la relation entre auteure, narratrice et protagoniste du blog afin de comprendre l'influence de la mise en récit de la maladie sur l'identité de la bloggeuse. Ensuite, nous nous intéressons à l'intention de l'entreprise d'écriture d'Arrighi, à son désir de partage de son expérience de maladie et à l'impact que cette démarche a sur elle-même. Enfin, nous nous focalisons spécifiquement sur les contraintes et les conséquences que le support initialement choisi pour raconter le cancer – le blog – imposé à son auteure.

ÉCRIRE ET SE DÉCRIRE FACE À LA MALADIE

Journaliste à *Libération*, Marie-Dominique Arrighi fut diagnostiquée d'un cancer du sein en 2005 qui a récidivé en 2009 : à ce stade, il n'est pas possible de guérir la maladie, mais seulement de la chroniciser. À propos de cette rechute, Arrighi écrit : « À défaut de guérir, je souhaite grandir. Grandir est mon obsession depuis cette récidive. Par ' grandir ' , j'entends relier cette maladie à mon histoire personnelle, creuser loin dans l'enfance, exhumer quelques traumas fort anciens qui pourraient éclairer en partie ce qui m'arrive aujourd'hui, trouver un sens peut-être cachée quelque part » (Arrighi, 2010, p. 412). Sa démarche d'écriture s'inscrit dans ce souhait : Arrighi : MDA sur le blog, publie le premier billet traitant de sa maladie le 1er juin 2009 et elle partage son expérience de cancer jusqu'au 18 février 2010, date de son dernier billet. Elle décède le 19 mars 2010.

Comment la maladie façonne l'identité ?

Sur son blog, MDA dévoile immédiatement son parcours de maladie ; dès les premiers billets, la bloggeuse explique : « Ce K2 surgit près de quatre ans après le premier cancer du sein qui m ' a valu de

[2] http://crabistouilles.blogs.liberation.fr/. L ' ouvrage, Arrighi, M.-D. (2010), *K, histoires de crabe,* Saint-Pourçain-sur-Sioule : Bleu Autour, a réuni tous les billets publiés sur le blog : les références indiquées dans cet article se basent sur cet ouvrage.

tourner amazone puis d'être reconstruite[3] » (Arrighi, 2010, p. 17). La continuité entre la première et la seconde expérience de cancer est soulignée à plusieurs reprises, tout d'abord par les traces physiques de la maladie : MDA se réfère aux séquelles visibles de ses premières opérations en évoquant « mon torse balafré (non, je ne le montre pas), on dirait une toile de Georges Mathieu (un peintre que je déteste) » (*ibid.*). Lorsque des nouveaux traitements s'imposent, elle reprend et enrichit la description : son torse « vire au chef-d'œuvre. Question esthétique, on est quelques crans au-dessus de Mathieu. Des taches de couleur, jaune, violet, vert, sont apparues, ponctuant le zébrage. Rien moins que Kandinsky » (*ibid.).* D'autre part, l'expérience du cancer précédemment vécue permet à MDA de se positionner par rapport à ce second cancer, par exemple en commentant le fait qu'elle ne perde pas les cheveux : « Je sais la douleur que peut constituer la perte des cheveux [...] L'identité est altérée, on ne se reconnaît plus » (Arrighi, 2010, p. 298).

Un outil d'affirmation de soi face à la maladie et à la menace de mort

Les premières lignes du blog sont caractérisées par une anaphore du sujet à la première personne du singulier, une succession qui renforce l'affirmation initiale « je suis on ne peut plus vivante » (Arrighi, 2010, p. 19). MDA liste : « Je m'agite beaucoup (vie privée), je bosse un peu [...], je fais du sport » (*ibidem*). Au contraire, le sujet « ils » – indiquant les médecins – n'accomplit que des actions techniques liées à sa prise en charge médicale : « Ils cherchent, ils IRMent cette foutue méga tumeur qu'ils ne trouvent pas, juste un ridicule mini-nodule, ils prélèvent au trocart, ils biopsient » (*ibid.*). Cela n'implique pas une volonté de délégation complète de la gestion de sa maladie aux médecins, car MDA a d'abord précisé : « Je lègue mon corps à la science (je sers de cobaye aux internes de l'hosto) » (*ibid.*) ; elle revendique donc clairement un rôle actif dans le choix des opérations qui peuvent advenir sur son corps, une attitude confirmée par sa posture de patiente experte vis-à-vis

[3] Diagnostiquée d'un cancer du sein en 2005, Arrighi a subi une mastectomie (ablation du sein) et une reconstruction.

des soignants et des lecteurs de son blog, attitude que nous retrouverons tout au long du blog.

Écrire pour prendre du recul

Arrighi choisit ponctuellement de s'exprimer à la troisième personne. Cela peut advenir dans le cadre d'un échange complice avec ses lecteurs, lorsqu'elle devient elle-même l'objet de l'échange : « Quant à ceux qui ont proposé d'adopter MDA elle-même, sachez que ça l'a fit rigoler... » (Arrighi, 2010, p. 362) ; ou alors, lorsqu'elle souhaite souligner la distance existant entre ses souhaits et la réalité ou entre la personne qu'elle était et celle qu ' elle est devenue : « Il y a seulement quinze jours MDA envisageait, le plus sérieusement du monde, de fréquenter à nouveau la salle de sport à laquelle elle était inscrite. Elle rêvait » (*ibid.*). Ce billet relate d'un moment difficile : l'usage de la troisième personne permet à la bloggeuse de prendre du recul sur le moment qu'elle traverse et de le rendre partageable. Suite aux commentaires de ses lecteurs[4], MDA revient sur ce billet en expliquant : « L'usage de la troisième personne, toujours dans le post d'hier, il s'est imposé [...] Qu'il y ait eu un effet dramatisant, oui, c'était ainsi, j'avais décroché en quelque sorte » (Arrighi, 2010, p. 201).

METTRE SON EXPÉRIENCE AU SERVICE DES AUTRES

Le choix de rendre publique une expérience intime telle que le cancer est souvent expliqué par la conscience de l'impact positif de ce partage sur des personnes vivant la même expérience, par le savoir « combien est encourageante l'expérience de quelqu'un qui a déjà fait un bout de chemin pour ceux qui se trouvent maintenant à l'aborder[5] », selon les propos de Terzani (2004, p. 24).

Par rapport à un livre, le blog permet d'instaurer avec ses lecteurs un rapport direct et immédiat ; cela permet à MDA d'avoir des *feedback* qui confirment l'intérêt de son blog : « Il semble que ce blog soit utile à certains malades vivant un cancer, à leur entourage [...] il y a aussi des soignant qui me lisent », (Arrighi, 2010, p. 224). Si le processus de mise

---

[4] Toujours en nous basant sur ce que MDA raconte dans son blog : les commentaires des lecteurs ne sont plus disponibles en ligne.

[5] [N. T.]. « Quanto è incoraggiante l'esperienza di qualcuno che ha fatto già un pezzo di strada per chi si trovasse ora ad affrontarla » (Terzani, 2004, p. 24).

en récit permet « de produire un savoir sur soi-même qui amène à une plus grande capacité de compréhension et de gestion de sa maladie » (Rossi, 2017, p. 149), son partage rend compréhensible une expérience intime pour ceux qui ne la vivent pas directement, qu'il s'agisse de proches de la personne malade ou de professionnels de santé[6].

La maladie comme entreprise de connaissance à partager : écrire pour les autres

Dans le cas MDA, le partage avec ses lecteurs se décline en deux activités différentes : tout d'abord, son expérience de journaliste et de personne malade lui permet l'acquisition d'un excellent niveau de littératie ; cela se traduit par un effort de vulgarisation de termes techniques, médicaux ou appartenant au système de santé. « La fonction du blog n'est pas que de témoigner, elle peut être aussi pratique » – souligne Legros (2009) – « le blogueur cherche à acquérir et à diffuser de l'information sur les traitements, sur les symptômes, sur les évolutions, sur les formes de la prise en charge au quotidien, voire sur les ressources à disposition des malades et de leurs familles » (p. 47).

Ainsi, MDA ne se limite pas à citer les produits pour la médecine nucléaire, mais elle explique qu'il s'agit des produits « pour la scintigraphie et le PET-Scan où l'on injecte aux patients des produits radioactifs dont la durée de vie est courte et qui donc ne se stockent pas » (Arrighi, 2010, p. 362).

L'impact de l'écriture sur la personne malade : agir pour les autres

Si cette démarche de partage d'information est assez courante dans les blogs personnels de santé et maladie, Legros (2009) souligne qu'« il est peu fréquent que les blogs développent un discours sur le système de soin » (p. 47). Ce n'est pas le cas de Marie-Dominique Arrighi qui aborde largement cette thématique : « Ce blog me pousse à explorer toutes les facettes de la vie avec un cancer, à aller au bout du système proposé » (2010, p. 208), explique-t-elle. L'écriture du blog influence directement

---

[6] Voir à ce propos la « pédagogie de la souffrance » définie par A. W. Frank comme « ce que le malade a à enseigner à la société » [N. T.]. « 'The pedagogy of suffering' is the phrase I have used in my own earlier writing to describe what the ill have to teach society » (Frank, 1995, p. 145).

le comportement d ' Arrighi et l ' identité de patiente-bloggeuse se superpose à son ancienne identité de journaliste : cette opération aboutit à une exploration poussée et une analyse pointue du fonctionnement du système de santé. Ainsi, son point de vue est ponctuellement substitué par celui de « Madame Dam, [s]on alter ego sans ressources[7] » (Arrighi, 2010, p. 254) ; c'est le cas, par exemple, du processus nécessaire à l'obtention d'un transport conventionné : MDA effectue et décrit toutes les démarches nécessaires, en refusant de payer directement un taxi ; son refus de résoudre les désagréments administratifs par sa disponibilité économique est expliqué par la volonté de donner à voir la situation d'un usager du système de santé aux faibles ressources, comme c'est le cas pour son alter ego, Mme Dam.

Une démarche réflexive sur l'entreprise d'écriture

L'impact de l'écriture du blog sur elle-même – en tant que personne malade – est matière de réflexion pour Arrighi. Elle se questionne sur un possible « effet pervers du blog » (2010, p. 78), et elle se demande si elle ne serait pas « poussée à faire des conneries pour pouvoir ensuite les raconter » (*ibidem*). « Un peu oui, beaucoup non » (Arrighi, 2010, p. 77) : les activités qui remplissent ses journées suffisent largement à lui donner du matériel pour écrire un billet par jour, le rythme auquel elle s'est astreinte initialement ; quand ses interventions se font plus rares, la cause est à rechercher dans l'avancement de son cancer et aux effets secondaires des traitements, plutôt que dans le manque d'anecdotes.

D'autre part, elle souligne l'importance d'avoir « une activité dans la journée, sinon [elle se] morfond, [elle ne se] dépense pas [elle] ne dor[t] pas » (Arrighi, 2010, p. 78) et indique « un considérable bénéfice secondaire » (Arrighi, 2010, p. 225) du blog : la présence de

[7] À ce propos, MDA invite à réfléchir sur la prise en charge d'une patiente avec une affection de longue durée qu'elle présente ainsi : « Imaginons que je suis non pas MDA mais Madame DAM, que je n'aie pas fait beaucoup d'études, que j'habite, disons, à trente kilomètres de l'hosto, que je sois isolée, avec une petite retraite. Mettons que Madame Dam soit prise en charge au 100 % », (Arrighi, 2010, p. 63).

ses lecteur/rice(s)[8]. Elle n'hésite pas à s'adresser directement à eux/elles : « Je vous remercie ou vous remercie pas ? Je suis partagée » (Arrighi, 2010, p. 143) ou à faire des projets qui les incluent : « J'organiserai peut-être un grand pique-nique pour tous ceux qui m'auront lue, commentée, et auront participé à cette aventure ». Les lecteur/rice(s) et le lien que MDA tisse avec eux-elles ne sont donc pas des éléments passifs, mais jouent un rôle dans l'écriture du blog, notamment sur sa temporalité, comme nous le verrons dans les paragraphes qui suivent.

LE BLOG, UNE ÉCRITURE « SOUS CONTRAINTE »

Après avoir annoncé à son médecin-traitant son intention de tenir un blog racontant son expérience de cancer, Marie-Dominique Arrighi lui avait expliqué que « la contrainte d'un post par jour est excitante, bien plus qu'un livre au long cours » (Arrighi, 2010, p. 24).

Initialement, la contrainte de publier un billet par jour est respectée et, lorsqu'elle manque son rendez-vous quotidien, elle s'excuse auprès de ses lecteur/rice(s) : « Excusez mon silence. Samedi j'étais à plat[9] » (Arrighi, 2010, p. 125). Après quatre jours de silence, elle explique : « Eh oui, je vous ai laissé tomber ces derniers temps… Pas envie de tenir ce blog, peu d'entrain, fatigue latente[10] » (Arrighi, 2010, p. 319). L'arrivée de la période de Noël et la dégradation de ses conditions de santé marquent la fin des billets quotidiens qui se font de plus en plus espacés en 2010.

D'autre part, cette contrainte agit comme un élément de dévoilement des tentatives de réajustement d'une identité mise à mal par la maladie et ses conséquences physiques et sociales : Marie-Dominique Arrighi est ainsi amenée à se mettre en récit pendant les différentes phases de son cancer et le blog nous permet de suivre les transformations de son identité.

---

[8] « Vous me touchez, vous me faites rire, vous me faites du bien », (Arrighi, 2010, p. 225).

[9] 27 juillet 2009.

[10] 7 novembre 2009.

La malade stratégique

Arrighi est consciente que sa récidive du cancer du sein, détectée lorsque plusieurs organes avaient déjà été atteints par des métastases, n'est pas guérissable. À un niveau médical, l'objectif est de chroniciser la maladie le plus longtemps possible. N'ayant pas de perspectives de guérison, Arrighi se met en scène en tant que stratège dans la gestion de sa maladie.

En prévision d'une possible détérioration de sa condition physique, elle explique avoir « acheté un nouveau canapé pour la grande salle du rez-de-chaussée. Afin de pouvoir y dormir si nécessaire » (Arrighi, 2010, p. 137), sa chambre étant située au premier étage. Pour d'autres situations, si aucune solution n'est envisageable, MDA partage simplement ses inquiétudes ; suite à une agression de la part de son voisin, elle constate : « Si j'a[i] été capable d'y faire face sans trop de dégâts aujourd'hui, ce ne serait peut-être pas le cas à l'avenir, avec l'affaiblissement induit par la chimio » (Arrighi, 2010, p. 142).

La maladie et l'expérience qui y est liée sont donc intégrées dans l'identité d'Arrighi qui adapte son comportement à sa condition physique présente et future. Cela ne se limite pas à la sphère physique, mais investit aussi la sphère sociale, notamment professionnelle.

La perte de l'identité professionnelle

MDA raconte un échange qu'elle a eu avec une infirmière aux urgences de l'hôpital dans lequel elle est prise en charge. Celle-ci lui demande ce qu'elle fait. « Ici ou dans la vie ? » (Arrighi, 2010, p. 36), réplique MDA. La demande de la bloggeuse révèle comment le fait de se trouver dans un lieu de soin l'amène à hésiter entre se définir par son identité professionnelle et son identité de malade. Lorsqu'elle comprend que la question de l'infirmière concerne sa vie professionnelle, elle se limite à dire « je bosse dans un journal » *(ibid.)*. Sur le blog, MDA, journaliste et coordinatrice des blogs à *Libération*, explique : « J'ai toujours du scrupule à dire que je suis journaliste, je le suis tellement peu » *(ibid.)*.

À cet échange, raconté dans les premières pages du livre, fait écho un échange qui a lieu quelques pages – ou quelques semaines – plus tard. Quand l'échographe demande à Arrighi : « et c'était quoi, votre travail ? »

(Arrighi, 2010, p. 165), elle bondit en entendant la question à l'imparfait. « Et c'est quoi mon travail ? Je suis journaliste » (*ibidem*), répond-elle soulignant l'usage du présent et en se définissant sans hésitation par sa profession. « Elle m'avait fait basculer dans un autre monde, celui des malades, des presque morts » (*ibid.*), explique-t-elle aux lecteurs du blog. La frontière entre monde des bien-portants et monde des malades est franchie pas après pas : « Longtemps, je me suis adossée au travail. Maintenant, me voilà structurée par la maladie. Oui, il y a du taf » (Arrighi, 2010, p. 241), constate-elle dans un billet successif ; et plus tard, elle relate l'échange suivant avec un ancien collègue : « 'Vous êtes journaliste.' 'Je suis, j'étais… Oui' » (*ibid.*).

Ce parcours n'est pas anodin dans les écritures des personnes atteintes d'une affection de longue durée : il suffit de penser au philosophe Ruwen Ogien qui se déclare « patient en contrat à durée indéterminée avec les hôpitaux de Paris » (Ogien, 2017, p. 210). La maladie paraît se substituer au travail : Arrighi se dit « payée à ne rien faire et à être malade » (2010, p. 113), tout en soulignant qu'elle « ne chôme pas. Être malade, c'est un boulot à plein temps, et même un peu fatigant, si, si » (Arrighi, 2010, p. 133).

Le blog d'Arrighi pose la question de l'articulation de l'identité de malade avec celle de journaliste : il ne s'agit pas d'une opération de substitution, mais d'identités qui s'interpénètrent, ou mieux, se complètent et interagissent grâce à l'écriture et aux occasions créées par le blog. Ainsi, MDA raconte : « J'échange des mails avec un commentateur de ce blog qui écrit particulièrement bien. Remettant provisoirement ma casquette de coordinatrice des blogs à *Libé…*, je pense que ce serait une bonne idée de lui en confier un, autour de son activité » (Arrighi, 2010, p. 235). Par ailleurs, le blog même contribue à rendre la frontière entre son ancien travail à *Libération* et son activité de « malade » perméable, notamment par un projet de publication : « Plusieurs éditeurs se disent intéressés par ce blog. Mais un blog n'est pas un livre, répétais-je à l'envi. Je suis partagée, on verra » (Arrighi, 2010, p. 290).

La perte de l'anonymat

La tension entre le dévoilement des vicissitudes de maladie de MDA et l'identité de patiente de Marie-Dominique Arrighi devient intenable lorsque le blog est lu par des professionnels de santé l'ayant en charge.

La responsabilité dont MDA (s')est investie vis-à-vis de ses lecteurs conditionne son comportement en tant qu'usagère du système de santé. Cependant, cela paraît être un choix volontaire ou, en tout cas, géré, plutôt qu'imposé. En revanche, MDA apparaît avoir un contrôle plus faible, voire aucun, sur l'impact de son blog sur son rapport avec les soignants. Désireuse de garder l'anonymat au sein de Saint-Louis – hôpital où elle est prise en charge – elle est stupéfaite lorsque l'infirmière anesthésiste s'exclame : « Mais c'est vous qui tenez un blog ! » (Arrighi, 2010, p. 182). Elle s'enquiert si ses collègues sont au courant, mais l'infirmière la rassure : « Mais non, je suis une grande lectrice de blogs, ça m'intéresse de lire ce que ressentent les patients » (*ibid.*), en soulignant l'intérêt des professionnels de santé pour le vécu des personnes malades.

La raison pour laquelle MDA souhaite préserver son anonymat auprès de ses soignants est le désir de « rester une patiente lambda » (Arrighi, 2010, p. 128) ; « pas de privilège, s'il vous plaît » (Arrighi, 2010, p. 234), demande-t-elle.

En dépit de ses souhaits, arrive le jour où « les soignants sont au courant » (Arrighi, 2010, p. 224). Arrighi craint que son statut de patiente-bloggeuse puisse altérer le rapport avec ses soignants : en effet, c'est le cas, avec une de ses infirmières[11] qui, une fois avoir découvert le blog, demande de changer les prénoms et souligne préférer « privilégier les rapports de personne à personne » (Arrighi, 2010, p. 227).

CONCLUSION

Dans la première partie de cet article, nous avons montré comment la mise en récit de l'expérience du cancer peut aider à comprendre, analyser et se positionner par rapport à la maladie et à l'insérer dans son propre parcours de vie. L'étude de cas que nous avons proposé nous a amené à traiter la relation complexe qui s'instaure entre le cancer et l'écriture en prenant en compte sa dimension immédiate et publique. Sa dimension

[11] Il s'agit de l'infirmière désormais présentée dans le blog comme « Delphine ».

immédiate nous a permis de suivre les transformations de l'identité d'Arrighi à l'épreuve du cancer. Sa dimension publique nous a amené à souligner que les lecteurs du blog influencent directement l'écriture, mais jouent aussi un rôle dans l'articulation de l'identité de bloggeuse et de patiente d'Arrighi. Un événement intime, comme le cancer, devient source de savoirs grâce au processus d'écriture et de partage par un blog : ce constat qui nous amène à nous interroger sur la place que les blogs de santé et maladie pourraient recouvrir dans la diffusion d'informations médicales, mais qui alerte aussi sur l'impact, plus ou moins gérable, de l'écriture sur les personnes qui entreprennent cette démarche.

BIBLIOGRAPHIE

ARRIGHI, M.-D. (2010), *K, histoires de crabe.* St-Pourçain-sur-Sioule : Bleu Autour. Tiré du blog : http://crabistouilles.blogs.liberation.fr/

FRANK, A. (1995), *The Wounded Storyteller – Body, Illness, and Ethics.* Chicago: University of Chicago Press.

LEGROS, M. (2009), « Étude exploratoire sur les blogs personnels de santé et maladie », *Santé Publique*, vol. 21, Numéro hors-série 2, p. 41-51.

OGIEN, R. (2017), *Mes mille et une nuits.* Paris : Albin Michel.

ROSSI, S. (2017), « Récits de personnes atteintes du cancer : de l'expérience de la maladie à la connaissance partagée », *Le sujet dans la cité – La recherche biographique : quels savoirs pour quelle puissance d'agir ?*, vol. 6, n° 1, p. 139-151.

TERZANI, T. (2004), *Un altro giro di giostra – Viaggio nel male e nel bene del nostro tempo.* Milano : Longanesi Saggi.

PARTIE 2

DU POINT DE VUE DES MÉDECINS ET CHERCHEURS

TRANSFORMATIONS SILENCIEUSES DES SAVOIRS DIALOGIQUES DE LA CHERCHEURE EN RECHERCHE BIOGRAPHIQUE

Carole BAEZA

Résumé : Nous interrogerons, dans cet article, l'activité de la chercheure par une analyse seconde du dispositif de formation dénommé « carnet de route ». Cette proposition d'écriture se définit comme une démarche esthétique de soin qui vise la transformation de savoirs implicites et non connus par les patients en savoirs explicites et formalisés pour se maintenir en santé ou améliorer (au mieux) sa qualité de vie. Nous pensons que l'analyse des apprentissages des patients que nous accompagnons dans la relecture existentielle de leur parcours de santé ne peut pas être séparée de l'analyse de la propre activité de chercheur et plus particulièrement, dans la mise en œuvre de notre méthodologie narrative proposée. Quelles ont été nos transformations silencieuses en contexte d'accompagnement ethno-biographique ?

Mots-clés : ethnobiographie, carnet de route, transformations silences, pratiques dialogiques, maladie.

Nous interrogerons l'activité du chercheur par une analyse seconde d'un dispositif de formation nommé « carnet de route ». Nous proposons à des patients atteints de maladie chronique, toute pathologie confondue, d'écrire dans un journal leurs réflexions et leurs pensées quotidiennes pour tenter de se comprendre et d'adopter de nouveaux comportements favorables pour leur santé. À ce jour, nous avons plus particulièrement accompagné des narrateurs souffrant d'addictions et de cancer. Leurs parcours de soin se caractérisent par une expérience singulière où l'action d'être en santé nécessite un apprentissage quotidien, attentif et permanent pour se donner une nouvelle forme de santé. Cette démarche d'introspection et de compréhension, au travers la tenue d'un carnet, se caractérise par une activité réflexive pour découvrir des savoirs cachés dans l'agir au quotidien. Ces nouveaux savoirs rendus visibles viendraient alors soutenir les patients dans leur capacité à se prendre en charge dans leur parcours de soin.

Nous pensons que la nature même de notre proposition d'écriture et de l'accompagnement qui en découle, impacte notre pratique de chercheure. Concrètement, nous nous sommes demandées qu'elles ont été nos *transformations silencieuses* (Jullien, 2009) en contexte d'accompagnement ethno-biographique. Pour ce faire, nous prendrons appui sur notre carnet de recherche relatif à l'accompagnement de notre tout dernier carnet : *Chronique d'une maladie* (Cailleux, 2018) confectionné sur la période de juin 2015 à juin 2017. La narratrice, Hélène, y retrace son vécu sur l'épreuve de son traitement du cancer du sein. Ce carnet révèle une quête métaphysique qui a pour objet d'écrire l'intimité du vécu de malade et le sentiment d'un soi vivant. Son écriture se caractérise par une dimension impressions-rétentions-protentions (Husserl, 1989 ; Merleau-Ponty, 2016) où il s'est agi d'examiner avec minutie le pouvoir d'agir. Le dispositif de formation proposé repose sur une dynamique d'écriture créative alliant les mots (Lainé, 1998 ; Pineau, 2000) ; la pensée visuelle (Arnheim, 1976) et différentes formes d'expressivité artistique (Merleau-Ponty, 2016) ; cherchant par là à proposer une écriture esthétique de soi en santé.

Pour aller plus avant dans nos propos, nous proposons, dans un premier temps, de poser le cadre épistémologique de notre dispositif de formation pour aborder, dans un deuxième temps, les propriétés opératives constatées à partir de notre protocole de formation. Dans un troisième temps, nous évoquerons nos transformations silencieuses.

CADRE ÉPISTÉMOLOGIQUE

Notre proposition d'écriture est issue d'une recherche-action-existentielle (Barbier, 1996 ; Dionne, 2000) menée auprès d'anciens alcoolomanes (Legrand, 1997 ; Niewiadomski, 2000). Tenir un carnet consiste à faire une narration compréhensive du vécu et des éprouvés de l'addiction (Baeza, 2010). Il s'est agi à l'époque, d'une part d'explorer les raisons existentielles qui sont venues supplanter le désir obsédant de consommer de l'alcool de façon excessive ; et d'autre part, pour la chercheure, de construire une démarche d'écriture valorisant la pensée intelligible et la pensée visuelle au service d'une meilleure communication de soi. Chemin faisant, nous avons ouvert la méthodologie des carnets de route au champ de la santé positive. Notre démarche se réfère à une approche globale en santé qui privilégie le modèle biopsychosocial ; cherchant par là à comprendre les habitudes, les représentations et les modes de vie des apprenants et à apporter des connaissances utiles au maintien de soi. Les parcours de vie relatés mettent en exergue les nécessaires apprentissages quotidiens, attentifs et permanents pour se donner une nouvelle forme de santé, de découvrir de nouvelles normes de soin (Baeza, 2011 ; Barrier, 2010 ; Canguilhem, 1966).

La modélisation de cette technique d'écriture s'inspire très largement de deux approches interactives d'expression : l'écriture Valéryenne d'une part, et les histoires de vie en formation et la recherche biographique en éducation d'autre part. Le *Dictionnaire historique de la langue française* de Rey (2000), nous enseigne qu'étymologiquement (1447), le carnet est un cahier qui (plus tard) deviendra, dans son sens usuel, un petit cahier de poche (1819), tels des carnets d'esquisses, ou bien encore des assemblages de petites feuilles ou de tickets détachables (1932). C'est probablement dans le sens d'un assemblage de petites feuilles détachables que le philosophe Valéry tiendra ses *Cahiers*. L'écriture était l'expression de sa réflexion, de ses méditations et introspections. La permanence et la récurrence de son écriture lui ont permis de conceptualiser ses propres théories sur le monde et la conscience du soi. L'étude approfondie des *Cahiers* de Valéry (2001) nous a amené à élargir notre conception de l'écriture. En effet, les phrases consignées dans ses Cahiers ne sont pas qu'une succession de mots, mais sont aussi richement illustrées de petits dessins et de graphismes. Cette perspective nous a incité(e) à ne pas cantonner notre proposition au seul projet par l'écriture, mais à l'ouvrir au monde pictural et à celui de la fabrication artisanale d'objets et de dessins. Nous supposons que la vision offre aux narrateurs une possibilité d'expression plus grande et complémentaire à celle de l'usage restrictif des mots. Cette pluralité des modes d'expression, tant scripturaux que graphiques ou visuels est un des pivots de la méthodologie des carnets. Le courant des histoires de vie en formation a, quant à lui, apporté un cadre formatif, éthique et méthodologique dans la mise en œuvre des carnets.

Le carnet de route matérialise en quelque sorte les pensées et met en lumière les savoir-vivre du narrateur. Le narrateur est tout à la fois auteur, rédacteur et acteur de sa propre vie. Accompagné par un praticien-chercheur, il puise dans ses expériences pour chercher à se comprendre, à *faire avec* sa maladie. Nous relions la notion d'être en santé avec la notion d'éducation de soi (la *Bildung*). L'homme devient le héros de son roman de formation et vit une quête herméneutique au sens d'un art de la compréhension de ce qui lui arrive. En se racontant, c'est l'expérience du narrateur qui se critique et s'analyse lui-même. Raconter son parcours de maladie, puis de soin, place la santé au cœur des préoccupations du narrateur. C'est dans ce contexte que la santé deviendrait un moteur pour agir sur le monde. Prendre soin de soi reviendrait alors à vivre une expérience positive de santé. Le soin porte en lui une dimension formative qui permet de se projeter vers des possibles (Honoré, 2014).

In fine, écrire son histoire pour se comprendre ou écrire pour percer les mystères du fonctionnement de la pensée tel que le concevait Valéry sont deux pratiques narratives qui convergent vers une même dynamique, celle d'écrire pour s'exprimer et développer des *savoir-vivre* en « ramassant » la globalité du parcours de sa vie.

PROTOCOLE DE FORMATION

Nous concentrons nos propos sur l'importance du pacte biographique et de notre méthode d'investigation. Ces deux éléments méthodologiques mettent en exergue des éléments saillants de notre accompagnement.

Apprivoisement réciproque

Nous faisons la connaissance des narrateurs dans nos réseaux professionnels, personnels ou associatifs (activités culturelles et sportives, associations de malades chroniques ou d'anciens alcoolomanes). L'important est que ceux-ci soient en quête d'eux-mêmes et soucieux de se comprendre. Bien souvent, les narrateurs sont déjà engagés dans des dispositifs de formation de type développement personnel (hypnose, médication, écoute, résilience, prévention des addictions).

Les premières rencontres avec les narrateurs consistent à présenter le projet de recherche, à délimiter nos centres d'intérêt et discuter autour des savoirs déployés pour se maintenir en santé. Si les narrateurs sont intéressés, nous contractons avec eux un pacte autobiographique (Lejeune, 1996)[1].

Ce pacte initie la nature des relations qui vont nous lier et acte un engagement réciproque. En contexte d'hétérobiographisation, les enjeux du narrateur et de la praticienne-chercheure sont différents. D'un côté, l'auteur-narrateur revendique son identité en conservant son nom propre et affirme qu'il est, à la fois, l'auteur et le personnage principal de son histoire. Raconter son vécu permet de décrire avec précision des contenus de conscience afférant à sa vie, pour développer ensuite un processus de réflexivité et procéder à un travail d'unification des expériences vécues. D'un autre côté, la praticienne-chercheure accompagne dans l'écriture et la relecture existentielle du parcours de vie. Elle propose d'une part, des éléments d'analyse nécessaire à la mise en intrigue des contenus et d'autre part, des aménagements dans la présentation finale du carnet. En effet, du fait d'une écriture fragmentée, dispersée et d'une grande variété de supports, il est nécessaire de structurer l'ensemble de ces matériaux pour leur trouver un sens unifié.

[1] Voir aussi la Charte des histoires de vie en formation, 2002, http://www.asihvif.com/1/upload/charte.pdf – consultation le 2 octobre 2018.

Nous avons écouté avec notre *biothèque* (Delory-Momberger, 2005). En effet, nos propres savoirs biographiques, nos intentions de recherche et notre expérience d ' écriture interfèrent dans nos manières d'accompagner le narrateur dans son écriture. En 2006, nous avons suivi le principe initiatique de cette démarche et avions écrit sur nos propres relations à l'alcool. Notre carnet avait pris la forme de peintures à l'huile complétées par un écrit académique, notre thèse. Nous avions compris que ce n'était pas l'expérience du toxique qui nous reliait aux narrateurs, mais l'expérience humaine de vulnérabilité comme condition ontologique de tout être humain. Nous sommes tous des êtres fragiles parce que *potentiellement* nous pouvons *être mis à terre* par une difficulté vitale, existentielle ou sociale. Et c'est justement cette fragilité qui concrétise notre sentiment de vulnérabilité et qui se donne à lire dans les récits. Tout comme nos premiers carnets de route, la maladie d'Hélène se révèle dans le carnet comme une expérience humaine de vulnérabilité qui va mettre à l'épreuve ses capacités réactives et adaptatives. Cette phase initiatique est primordiale et ce, pour deux raisons. La première raison est que cette phase a permis au chercheur d'éprouver les enjeux et les fondements éthiques et épistémologiques du dispositif de formation proposé, que nous pourrions résumer par un sentiment d'humanité partagé. La deuxième raison est que cette phase initiatique facilite l'instauration entre les protagonistes du pacte autobiographique.

Méthode d'investigation

Nous choisissons de présenter notre méthode d'investigation à partir du carnet d ' Hélène, puisque c ' est en fonction du vécu de son accompagnement dans l ' écriture que nous avons pu constater une évolution dans nos pratiques dialogiques.

Après avoir présenté les circonstances et les finalités de son écriture, Hélène débute ainsi son récit :

> *J'ai commencé ce carnet de route le 23 juin 2015, un mois après ma rencontre avec la maladie, dans l'attente du début des traitements* [...] *J'ai commencé par curiosité* [...] *Et puis je me suis prise au jeu. Cette activité d'écriture n'a pas été régulière : alternance de périodes de silence et de périodes fertiles. J'ai écrit suivant mes envies, suivant mon état physique et/ou mental : description du quotidien, ressentis,*

> *émotions, lectures, réflexions... Ma vie a été très perturbée par les traitements et par effet de ricochet mes phases d'écriture étaient comme le quotidien : imprévisibles. Je ne me suis donnée aucune obligation de forme et de fond* [...] *La confusion qui a régné pendant tous ces mois dans ma tête a contribué aussi à ce désordre. C'était comme les feuilles des arbres éparpillées, partout, après la tempête.* (Cailleux, 2018, p. 7)

L'élaboration de ce carnet de 94 pages s'est structurée en quatre phases.

La première phase est une phase d'écriture solitaire sur le vécu et l'éprouvé de la maladie soutenue par des rencontres hebdomadaires. Des temps d'échanges et de relances sur le contenu des productions et des pré-pensées intelligibles ou visuelles *en première personne* ont été privilégiées.

La deuxième phase est celle des approfondissements. À mi-parcours de son traitement, tous ces fragments de textes ont nécessité un classement chronologique.

> *Il m'a fallu* [...] *mettre de l'ordre. J'ai arraché les pages des cahiers, remis les feuilles chronologiquement dans un petit classeur, un peu comme pour faire le montage des différentes séquences du film d'un tsunami alors que le caméraman a lui-même été pris dedans. Pour finir, du fait de l'état des feuilles et de mon écriture de médecin, j'ai tout réécrit sur l'ordinateur en modifiant un peu le texte.* (Cailleux, 2018, p. 7-8)

Ce temps de corrections et de relecture a permis de mettre à jour des savoirs existentiels qui se sont fabriqués durant cette période.

La phase trois est la phase de la recherche de forme stabilisée du carnet. La phase de mise en intrigue a duré jusqu'à ce que nous trouvions le moment symbolique suffisamment important pour ne plus douter que c'est ce moment-là et pas un autre qui allait être choisi pour arrêter le carnet et lui trouver un titre caractérisant son entité signifiante. Nous retrouvons ici la vision éidétique (Baeza & Janner-Raimondi, 2018) du carnet qui traduit l'essence même de ce récit autopatho-graphique. Le carnet d'Hélène se nomme *Chronique d'une maladie.* La clôture du carnet correspond au moment-sentiment où Hélène a estimé avoir recouvert la santé.

La quatrième et dernière phase est celle de la publication. Deux publications ont été prévues : la première (avril 2018) est celle du carnet en tant que tel. Nous avons choisi une publication à tirage limité et destinée prioritairement aux personnes destinataires du carnet ; la deuxième publication, prévue en 2019, sera d'ordre académique et à plus grand tirage. Il s'agit ici d'un projet de co-écriture d'un ouvrage scientifique. À partir du carnet repris dans son intégralité, nous prévoyons une partie où Hélène évoquera le vécu et les effets de son écriture esthétique et les savoirs narratifs existentiels mis à jour et, pour ce qui nous concerne, nous évoquerons les enjeux épistémologiques et méthodologiques de cette même démarche d'écriture ainsi que nos propres apprentissages.

TRANSFORMATIONS SILENCIEUSES CHEZ LA CHERCHEURE

C'est dans ce contexte que nos pratiques dialogiques ont pu évoluer positivement. Il est ici question de transformations de la chercheure. Nous étions conscientes de nos évolutions mais nous ne les avons pas étudiées dans l'immédiateté. Conscientes que les expériences vécues nous transforment, nous les avons analysées dans l'après-coup.

La première transformation silencieuse est celle d'avoir su nous adapter aux besoins de la narratrice en dépassant *nos lignes méthodologiques*. Ce ne sont pas les ancrages méthodologiques qui ont bougé mais la manière dont nous avons éprouvé et qualifions aujourd'hui nos apprentissages en la matière. Notre accompagnement de type bio-cognitif (Pineau, 2000) se fonde sur une relation vitale de nature rogérienne. Pour les carnets de route en alcoologie, nous avions mis l'accent sur la notion de recherche-action-existentielle (Barrier, 1996 ; Dionne, 2000). Nous voulions être aux côtés des narrateurs et transmettre leurs savoirs existentiels dans un cadre académique en prévention alcool, cherchant par là à placer en parité les savoirs vernaculaires et les savoirs académiques. Nous pensions qu'il fallait nous préserver (nous-même et les narrateurs) et trouver nos distances dans une relation réciproque de qualité. Avec le carnet de route d'Hélène, nous sommes résolument entrées dans une approche ethno-biographique de type phénoménologie sociale (Schütz, 1987). En effet, ces deux années d'accompagnement ont été rythmées par les contraintes de son traitement, installant ainsi une certaine lenteur dans notre travail. Bien qu'Hélène n'ait pas écrit quotidiennement dans son carnet, celui-ci a continué pleinement à exister dans cette alternance entre discontinuité-continuité lui permettant ainsi de *maturer*. Ce caractère discontinu constitue une des conditions majeures de l'émergence des pensées intelligibles et sensibles. Cette lenteur dans le travail nous a permis d'apprendre à nous comprendre de *manières silencieuses* (Jullien, 2009) dans ce processus d'autopathographie accompagnée. Du fait de la personnalité d'Hélène, il est apparu nécessaire et naturel de l'accompagner hors des murs habituels des entretiens. C'est dans ce contexte qu'un déplacement méthodologique s'est opéré. À l'instar de Schütz, notre méthode se fonde sur une étude des perceptions du monde d'Hélène. Tout comme Rogers (1968) le précisait : je suis et l'Autre est ce qu'il me raconte. Nous avons été proches de ce qu'a vécu Hélène sans fusionner avec elle. Notre accompagnement s'est trouvé en continuelle création centrée sur l'Autre.

La deuxième transformation découle de la première. Nous sommes passées d'une écoute *dans les murs* à une écoute *hors les murs* en expérimentant ce que nous qualifions aujourd'hui de *narration dans l'espace* (Daux-Combaudon et *al.*, 2017). À l'époque de nos premiers carnets, nous cherchions pour nos entretiens des lieux « neutres » au calme. Nous avons rencontré les carnettistes alcoolomanes dans nos bureaux professionnels ou à leur domicile. Nous ne concevions pas de mener un entretien micro-phénoménologique à une terrasse de café ou mener un entretien exploratoire enregistré en marchant. Aujourd'hui, c'est possible, selon les circonstances. Et c'est dans ces unités spatiales de la vie quotidienne d'Hélène qu'une *parole biographique* incarnée a émergé. Nous avions remarqué que certaines situations-évènements ont été pour Hélène plus propices à l'écriture et à la parole. En effet, Hélène semble être plutôt kinesthésique et sensible au mouvement. Nous avons considéré ce type de situation comme des *déclencheurs*. C'est ainsi que nous nous sommes retrouvées dans des espaces géographiques ouverts sur la ville, sur le monde, en allant au restaurant, dans les salles d'attente médicales, chez le prothésiste, à l'église, dans un café, en faisant du shopping ou en marchant dans la campagne ; mais aussi, dans une moindre mesure, dans des unités spatiales intimes et plus feutrées : chez elle ou chez nous. L'espace narratif est à la fois un contenant (avec les différents lieux de narration), un environnement (lieu géographique) mais aussi, dans le contexte des carnets, un langage (Bachelard, 2012). L'attachement émotionnel propre à chaque situation narrative, ainsi que l'ambiance générale de ses lieux avec leurs odeurs, leurs lumières, les personnes présentes autour de nous, ainsi que les bruits, ont été stimulants et bénéfiques à chacune des prises de parole d'Hélène.

La troisième transformation est celle de pouvoir aujourd'hui qualifier nos pratiques dialogiques de *conversations obliques* (Benmakhlouf, 2016). Du fait de la grande variété des formes narratives proposées dans la méthodologie des carnets, nous avons recours à plusieurs techniques d'entretien en sciences sociales (Blanchet & Gotman, 2015). En fonction des circonstances et des objectifs des entretiens, nous pouvions mener aussi bien un entretien exploratoire (Rogers, 1968) qu'un entretien micro phénoménologique (Depraz et *al.*, 2011). Les relances à bâtons rompus (entretien semi-directif, Combessis, 2007) ont grandement facilité le questionnement et incité à prolonger les pensées intelligibles et à décrire des images mentales prééminentes. Ces différents entretiens invitent à diversifier les supports dialogiques comme prendre des photos, à dessiner ou bien encore raconter la fabrication d'objets artisanaux (tricoter des vêtements de poupée, crocheter un plaid haut en couleurs, etc.). L'enjeu est de matérialiser tout autant les pensées intelligibles que les pensées sensibles pour se projeter dans de nouvelles et possibles perspectives d'écriture. Dans nos premiers carnets, chacun de ce type d'entretien a nécessité un apprentissage de notre part. Nos entretiens étaient plus cadrés. Nous suivions nos guides d'entretien, ce qui nous permettait de ne pas conclure un entretien sans avoir recueilli un certain nombre d'informations qui nous semblaient important à détenir à l'issue de l'entretien. Les carnettistes ont pu avoir parfois le sentiment d'être questionnés. Ce qui n'a pas été le cas pour nos échanges avec Hélène. Nous n'avons pas besoin de conclure chaque entretien. Nos échanges ont pris l'allure d'une promenade dans son histoire sur un ton fluide et souple. Benmakhlouf (2016) nous enseigne que l'essentiel d'une conversation se joue dans l'adresse vivante à l'autre. Nos conversations ont eu pour fonction de nous exercer par la parole à penser de manière globale. Nos échanges sont ici tout autant une relation avec l'autre qu'une relation avec soi-même, qui a nécessité une manière de parler *oblique* : prendre des directions de biais, aborder les choses par des chemins de traverse et non pas frontalement. Les paroles sont restées (au mieux) ouvertes et libres de s'élaborer comme bon leur semble. Hélène parlait de ce qu'elle voulait sans forcément de linéarité. Le parler a été tout autant ciblé que décousu et incomplet permettant ainsi de reconstituer des expériences qui ne seraient pas accessibles autrement. Nous écoutions sans forcément tout saisir ; l'important a été de lui laisser l'occasion de *maturer* ses pensées avant de les consigner dans son carnet.

CONCLUSION

Cet exercice d'autoréflexivité est un exercice délicat qui nécessite d'avoir tenu son propre carnet de recherche. Nos transformations silencieuses vont bien au-delà de la théorie et des modèles méthodologiques proposés par nos pairs. Il est ici question d'éprouver, des savoirs existentiels acquis par la chercheure et qui dessinent les orientations épistémologiques et éthiques de son travail. Certes, nous avons acquis de l'expérience dans la conduite d'entretien, mais c'est surtout une manière souple et plus fine de parler depuis l'élaboration des premiers carnets qui est à mettre en avant. Cet accompagnement bio-cognitif révèle un savoir empathique et sensible de la chercheure.

BIBLIOGRAPHIE

ARNHEIM, R. (1976), *La pensée visuelle.* Paris : Flammarion.

BACHELARD, G. [1957] (2012), *La poétique de l'espace.* Paris : PUF.

BAEZA, C. (2010), *Carnets de route d'alcooliques abstinents - Découvrir les tactiques et des stratégies pour se maintenir en santé.* Paris : Mare et Martin.

BAEZA, C. (2011), « Écriture créative des carnets de route et expérience d'une maladie chronique : une forme d'auto-éducation thérapeutique accompagnée », *Transformations*, n° 5, p. 145-153.

BAEZA, C., JANNER-RAIMONDI, M. (2018), *Grandir avec la maladie : Esquisses biographiques de portraits d'adolescents malades chroniques.* Paris : Éditions L'Harmattan/Téraèdre.

BARBIER, R. (1996), *La recherche-action.* Paris : Anthropos.

BARRIER, P. (2010), *La blessure et la force.* Paris : PUF.

BENMAKHLOUF, A (2016), *La conversation comme manière de vivre.* Paris : Albin Michel.

BLANCHET, A., GOTMAN, A. (2015), *L'entretien et ses méthodes.* Paris : Armand Colin.

CANGUILHEM, G. [1966] (2013), *Le normal et le pathologique.* Paris : PUF, 12e éd.

CAILLEUX, H. (2018), *Chronique d'une maladie.* Arras : Éditions de l'atelier du Poil.

COMBESSIE, J. (2007), « *II. L'entretien semi-directif* », dans *La méthode en sociologie*, Paris : La Découverte, p. 24-32 – repéré sur https://www.cairn.info/la-methode-en-sociologie--9782707152411-page-24.htm.

DAUX-COMBAUDON, A.-L., GOUDIN-STEINMANN, E., TRAUTMANN-WALLER, C. (2017), « Récit de l'espace/Espace du récit en contexte germanique », *Cahiers de Narratologie*, n° 31 bis/2017 – repéré sur http://journals.openedition.org/narratologie/7644.

DELORY-MOMBERGER C. (2005), *Les histoires de vie. De l'invention de soi au projet de formation.* Paris : Anthropos.

DEPRAZ, N., VARELA, F.-J., VERMERSCH, P. (2011), *À l'épreuve de l'expérience. Pour une pratique phénoménologie.* Bucarest : Zeta.

DIONNE, H. (2000), *Le développement par la recherche-action.* Paris : L'Harmattan.

HONORÉ, B. (2014), *Le sens de l'expérience dans l'histoire de vie. L'ouverture à l'historialité.* Paris : L'Harmattan.

HUSSERL, E. (1989), *La Terre ne se meut pas*, traduit en français par D. Franck, D. Pradelle & J.-F. Lavigne. Paris : Éditions de Minuit.

JULLIEN, F. (2009), *Les transformations silencieuses.* Paris : Grasset.

LAINÉ, A. (1998), *Faire de sa vie une histoire.* Paris : Desclée de Brouwer.

LEGRAND, M. (1997), *Le sujet alcoolique. Essai de psychologie dramatique.* Paris : Desclée de Brouwer.

LEJEUNE, P. (1996), *Le pacte autobiographique.* Paris : Éd. du Seuil.

MERLEAU-PONTY, M. (2016), *Phénoménologie de la perception.* Paris : Gallimard.

NIEWIADOMSKI, C. (2000), *Histoires de vie et alcoolisme.* Paris : Seli Arslan.

PINEAU, G. (2000), « Histoire de vie et formation anthropologique de l'histoire humaine », *Éducation permanente*, n° 142, p. 63-70.

REY, A. (2000), *Dictionnaire historique de la langue française.* Paris : Le Robert.

ROGERS, C. (1968), *Le développement de la personne.* Paris : Dunod.

SCHÜTZ, A. (1987), *Le chercheur et le quotidien : Phénoménologie des sciences sociales.* Paris : Klincksieck.

VALÉRY, P. (2001), *Cahiers 1894-1914,* Tome VIII. Paris : Gallimard.

LE CORPS COMME ÊTRE AU MONDE
LE BISTOURI OU LES MOTS POUR « SE DÉBARRASSER DE LA VIANDE EN TROP »

Isabelle GRANGEREAU
Krystel GILLET

Résumé : Notre article se penche sur l'itinéraire d'Emma, une jeune femme autrefois obèse, ayant bénéficié d'une chirurgie bariatrique. Nous examinons les effets psychiques de son amaigrissement important suite à l'opération et ses difficultés à mettre en mots son mal-être actuel. Nous posons quelques hypothèses quant à son rapport défaillant au corps que les conséquences de l'intervention chirurgicale ont mis en évidence mais qui est le sien depuis l'enfance. Ainsi, nous montrons que son corps, d'abord en surpoids puis obèse, lui a toujours servi de défense ; aujourd'hui, les demandes de chirurgie réparatrice, les inscriptions de son histoire sur sa peau (cicatrices, tatouage...) témoignent de cette historicité défensive mais aussi de la puissance de la pulsion d'auto-cruauté de cette patiente. Quand le rapport au corps a toujours été problématique, est-il possible de passer du bistouri aux mots ?

Mots-clés : obésité, chirurgie bariatrique, corps, histoire de vie, cruauté.

INTRODUCTION

L'obésité a été reconnue comme une maladie en 1997 par l'OMS et sa prévention constitue un objectif de santé publique dans de nombreux pays, alors que sa prise en charge représente un coût important. L'évolution de notre représentation de la corpulence qui fait de l'obésité une déviance par rapport à la norme résulte toutefois d'une construction sociale qui, partant de principes moraux, s'est progressivement médicalisée (Navaron, Corcos, 2015, p. 365). Ce point mérite d'être souligné car, si l'obésité constitue un risque important de développer certaines pathologies (maladies cardio-vasculaires, diabète...), il existe néanmoins des obèses en bonne santé et certains, lassés des diktats médicaux et esthétiques, se disent à l'aise dans leur corps, voire militent pour que leur différence cesse d'être stigmatisante et discriminante[1]. Quoi qu'il en soit, les causes de l'obésité sont multifactorielles et la nécessité d'une prise en charge globale et pluridisciplinaire des patients obèses devrait s'imposer (Grangeard, 2012). La restriction calorique et l'augmentation de l'activité physique ne permettent généralement pas à une personne obèse de perdre plus de 5 à 10 % de son poids, souvent de façon transitoire, et les traitements médicamenteux restent limités *(ibid.)*. Expérimentée à partir des années soixante, la chirurgie de l'obésité connaît, du fait de cette impasse et d'une demande croissante, un développement important[2] ; cette chirurgie utilise plusieurs techniques parmi lesquelles la pose d'un anneau gastrique, la *sleeve gastrectomy* et le *by-pass* gastrique[3]. Toutes ces interventions nécessitent un suivi médical et chirurgical à vie. La perte de poids intervient essentiellement la première

---

[1] Ainsi, la *National Association to Advance Fat Acceptance* (NAAFA), née dans les années 70 aux États-Unis, dénonce les méfaits et les échecs des régimes, la dangerosité des opérations chirurgicales liées à l'obésité et alerte les pouvoirs publics sur la discrimination dont sont victimes les personnes fortes. Créée en 1989 en France, l'association *Allegro Fortissimo* partage ces mêmes préoccupations.

[2] En France, pour l'année 2016, on évalue à plus de 45 000 le nombre d'interventions chirurgicales bariatriques, soit une augmentation de 45 % en cinq ans (https//www.carenity.com).

[3] On pourra consulter le glossaire, en fin d'article, pour des précisions sur les termes médicaux employés.

année suivant l'opération, mais les résultats rapides et spectaculaires[4] ne doivent pas pour autant négliger les perturbations psychiques inhérentes au changement d'état de ce corps obèse devenu mince.

Notre article examine l ' itinéraire d ' Emma [5] suite à ce type d'intervention et se penche sur sa difficulté à mettre en mots son mal-être actuel. Après avoir présenté les données cliniques dont nous disposons, nous posons quelques hypothèses quant à ce rapport défaillant au corps que la chirurgie bariatrique a mis en évidence, mais qui est le sien depuis l'enfance. Nous montrons que son corps, d'abord en surpoids, puis obèse dès l'adolescence, lui a toujours servi de défense ; aujourd'hui, les demandes de chirurgie réparatrice, les inscriptions de son histoire sur son corps (cicatrices, tatouage...) témoignent, selon nous, de la puissance de la pulsion d'auto-cruauté de cette patiente (Cupa, 2007). Quand le rapport au corps est aussi problématique, est-il possible de passer du bistouri aux mots ? Et comment accompagner le sujet dans cette période de crise ?

ÉLÉMENTS CLINIQUES

En 2012, Emma demande une prise en charge chirurgicale de son obésité ; elle pèse alors 115 kg pour 1,55 m. Suivant les recommandations de l'équipe pluridisciplinaire et passant l'unique évaluation psychologique obligatoire à l'époque dans le service, elle est opérée en 2013 d'un *by-pass* gastrique. Six mois après l'intervention, son suivi médical souligne qu'elle a perdu 51 kg, qu'elle n'a aucune complication métabolique et qu'elle est satisfaite de sa nouvelle image. L'amaigrissement se poursuit avec une perte de 62 kg un an après l'opération. Emma demande alors à bénéficier d'une chirurgie plastique réparatrice au niveau des cuisses et de la poitrine. Après une année d'attente, elle est opérée et subit une cruroplastie, une mastopexie ainsi qu'une augmentation mammaire. Elle perd encore du poids, passant cette fois à 50 kg mais ne montre « aucune complication métabolique liée à la chirurgie » selon le médecin endocrinologue.

[4] Le *by-pass*, intervention subie par Emma, fournit les résultats les plus rapides et importants en perte de poids.

[5] La patiente, rencontrée en 2016, n'a pas été informée que son accompagnement pourrait faire l'objet d'une publication. Dans le cadre de cette publication, le texte a été 'anonymisé'.

À ce stade, Emma n'a jamais bénéficié de suivi psychologique en l'absence de demande. En 2016, son dossier mentionne qu'elle a repris du poids (+ 7 kg) mais souligne surtout le mal-être de la patiente.

Peu après ce bilan médical, Emma contacte le psychologue rencontré lors de l'évaluation préopératoire. Celui-ci, ne pouvant la recevoir, la dirige vers un autre psychologue du service. Elle sera ensuite orientée vers une psychologue-stagiaire de ce même service, puis rencontrera par trois fois une autre psychologue du CHU, l'une des auteures de cet article. Ce sont sur ces derniers entretiens que nous nous appuyons pour cette contribution.

Emma se présente au premier entretien coiffée et maquillée élégamment ; mince, elle porte des vêtements moulants et des piercings visibles au niveau des oreilles, du nez et de la langue. Elle a 35 ans, elle est sans diplôme. Elle a arrêté l'école en troisième et a quitté le domicile familial vers 19 ans ; elle a exercé plusieurs « petits boulots » et vit depuis 10 ans avec un compagnon en situation d'obésité. Elle évoque des années difficiles pendant lesquelles elle fut « la petite grosse », une « anormale ». Elle a grandi auprès de ses deux parents ; elle a deux sœurs et un frère. Emma nous dit que son père était alcoolique, qu'il l'humiliait et se montrait parfois violent avec elle, comme avec sa mère. Cette dernière est décrite comme distante et Emma ajoute que sa mère lui aurait souvent fait des remarques désagréables sur son physique. Sa grand-mère maternelle a souffert d'obésité et sa mère a toujours été en surpoids. Emma était un peu « enrobée » lorsqu'elle était enfant ; sa mère lui aurait dit qu'elle « avait tout le temps faim » et que « c'est pour cela qu'elle lui donnait autant à manger ». La patiente relie toutefois sa prise de poids très importante à des « épreuves de la vie » survenues à l'adolescence, sans pouvoir en dire plus. L'élaboration de son histoire reste assez difficile ; Emma répète surtout qu ' elle veut « effacer, oublier son passé ». En revanche, elle a des projets, elle veut se marier avant 40 ans, avoir des enfants, mais elle est en colère contre le CHU et fait part de son intention de porter plainte pour l'avoir « ratée ». Pourtant, évoquant son choix de la chirurgie bariatrique, elle déclare que « c'est la meilleure chose qui [lui] soit arrivée » car elle voulait être « normale ».

Emma dit ne pas être bien à cause de « toute cette viande en trop ». Elle veut une nouvelle cruroplastie pour « se débarrasser de la viande » et une autre augmentation mammaire trouvant sa poitrine « non mise en valeur ». Elle veut aussi se faire sculpter les dents. Elle poursuit : « mon corps m'en a fait baver, aujourd'hui c'est à moi de lui en faire baver, je vais le faire souffrir comme il m'a fait souffrir, c'est le prix à payer pour être normale ». Lorsque nous évoquons les cicatrices visibles laissées par les opérations précédentes et le risque d'en avoir d'autres, elle nous répond que ça ne la dérange pas (« je veux qu'on me fasse la totale. Tout ce poids en trop me dégoûte. Je veux l'enlever même si c'est avec des cicatrices de trois mètres »). En caressant ses cicatrices, elle nous dit que « ça lui fait du bien qu'elles soient là, de les voir, de les toucher » ; elle ajoute : « toute cette peau en trop est le symbole de ma vie d'avant, à effacer ». Le discours devient logorrhéique, sans filtre : elle désigne son ventre, ses cuisses « tout est moche, affreux, ce n'est pas moi ». Emma dégrafe sa jupe, baisse ses collants et, désignant les parties de son corps qu'elle souhaite supprimer ou modifier, elle fait le geste de couper quelque chose comme si elle tenait un couteau ou le bistouri d'un chirurgien. Alors que l'entretien se termine, il nous semble bien délicat de prendre congé de la jeune femme compte tenu de son excitation, de sa colère ; nous reprenons les quelques éléments de l'histoire qu'elle a bien voulu nous livrer (son enfance difficile, les effets de son surpoids, puis de son obésité dans son histoire de vie…) en tentant de les relier ; nous insistons sur sa détermination, sur son courage face aux épreuves auxquelles elle a dû faire face et l'invitons à réfléchir à tout cela pour la prochaine rencontre, voire à écrire quelques mots comme ils lui viendront, ou encore à dessiner… Emma semble peu convaincue (elle reprend alors son discours d'une tonalité agressive quant à l'urgence d'une nouvelle chirurgie réparatrice…), mais nous dit qu'elle va essayer.

Lors de notre deuxième rencontre, elle nous explique qu'elle s'est fait tatouer récemment et souhaite nous montrer ce tatouage entre ses omoplates. Elle soulève son tee-shirt et se montre en soutien-gorge. Avant de se retourner, elle désigne ses seins : « vous voyez, il y a encore de la peau là et là et j'aimerais qu'ils soient plus proportionnés ». Puis, exhibant son tatouage, elle dit : « c'est moi ». Ce dernier représente une femme au visage fin, aux lèvres pulpeuses, à la poitrine généreuse ; elle est vêtue d'un soutien-gorge et d'un short court. Le corps est mince jusqu'à la taille, le bas du corps (hanches, cuisses) est celui d'une femme obèse. Dans sa main, la femme tient un burin « pour enlever la viande en trop ». Nous apercevons, d'ailleurs, des bouts de chairs éclatés autour du corps de la femme. La vision de ce tatouage nous procure une impression de malaise mais nous lui faisons seulement remarquer que, si ce dernier dit quelque chose de son histoire, il ne la « résume » pas, ce à quoi elle acquiesce. L'entretien se termine plus calmement, Emma peut formuler sa difficulté à mettre en mots son histoire : « c'est compliqué pour moi, je ne sais pas dire ». Elle ajoute que sa famille, son milieu, lui ont plutôt appris à se taire et à « encaisser ».

La situation d'Emma nous inquiète ; son discours est certes centré sur son corps, mais il s'agit d'un corps traité comme un morceau de viande, exhibé parfois sans pudeur ; son corps est un objet qu'il lui faut « raboter, opérer », faire souffrir. Nous avons le sentiment que rien ne peut l'arrêter dans ce processus de « réparation » qui s'apparente bien davantage à un processus de « cruellisation » du corps (Monné Dao, Cupa, 2013, p. 617), autrement dit à une destructivité exercée sur le corps, sans possibilité de représentation. Au cours de ces deux entretiens, le ton est le plus souvent vif, parfois agressif. Emma parle fort, bute sur les mots et exhibe devant nous des parties de son corps qui la racontent. Elle veut une solution rapide à son mal-être et celle-ci passe par une nouvelle série d'opérations. Nous entendons cette demande, mais lui proposons de nous revoir au moins une fois pour en reparler, ce qu'elle accepte.

La dernière rencontre avec la patiente, quelques semaines plus tard, témoigne d ' une timide avancée : ainsi, elle s ' est engagée dans une formation professionnelle qui l ' intéresse et les interventions réparatrices/esthétiques envisagées lui paraissent moins urgentes et sont donc reportées. Comme nous lui faisons remarquer qu'il faut du temps pour devenir obèse et donc du temps pour accepter un corps qui s'est transformé aussi rapidement après la chirurgie, elle associe les « épreuves de la vie » survenues lors de son adolescence. Elle a été violée à l'âge de 13 ans par un ami de ses parents et, enceinte des suites de ce viol, a subi une IVG. Elle évoque de façon floue un passage à l'acte suicidaire après cet événement. Elle n ' en dira pas plus car elle veut « oublier ». Nous n'avons pas repris ces événements de vie avec elle, mais lui avons simplement renvoyé la confiance dont elle nous témoignait en nous en parlant. Avec beaucoup de finesse, elle ajoute à la fin de la rencontre : « je ne suis plus comme avant, c'est sûr. Mais c'est comme si je traînais derrière moi un fantôme. Le fantôme d'avoir été grosse. Avant, je pouvais prendre sur moi, tout contenir alors qu'aujourd'hui, je ne peux plus, tout s'effondre ». En concluant l'entretien, nous lui faisons remarquer la justesse de ses propos, mais aussi le fait qu'elle est capable de « dire » des choses importantes et intimes de son histoire. Nous avons, toutefois, conscience que ces avancées demeurent très fragiles et que, malgré notre proposition, elle n'est pas prête à s'engager, pour le moment, dans un travail d'élaboration plus suivi.

La chirurgie bariatrique a bouleversé l'homéostasie psychique de la patiente. Emma éprouve beaucoup de colère et d'agressivité qu'elle n'arrive guère à mettre en mots, semblant les décharger sur son propre corps. Alors que « tout s'effondre », quelles hypothèses cliniques pouvons-nous poser ? À quoi cette patiente est-elle confrontée quelques années après la réalisation de ce *by-pass* gastrique ?

L'HISTOIRE D'UN CORPS

La jeune femme évoque peu son histoire infantile : le père est alcoolique, la mère est « distante », « soumise au père », elle n'a pas « le souvenir d'avoir eu de contacts physiques » avec cette mère qui « ne l'embrassait jamais ». Anzieu (1995) souligne comment l'enfant parvient à appréhender l'expérience d'un contenant grâce aux soins que lui prodigue sa mère, dans le cadre d'un attachement sûr. Peu à peu, les limites de son corps vont se dessiner et la peau sera perçue comme une interface entre le dedans et le dehors. Par la suite, l'enfant pourra s'appréhender comme un Moi avec ses propres contenus psychiques, mais il a d'abord besoin de l'expérience d'un objet contenant qu'il va pouvoir introjecter pour qu'il puisse se sentir lui-même contenu dans sa propre peau. Dans le cas d'Emma, nous posons l'hypothèse d'une probable défaillance du lien primaire à l'objet, défaillance ayant eu des conséquences délétères sur la constitution de cette première peau psychique qui donne, en fin de compte, un appui au sentiment d'être (Ciccone, 2001). Reprenant les travaux de Bick (1967), Ciccone (2001) souligne que de nombreux comportements, parmi lesquels l'agitation et la violence chez l'enfant, peuvent être justement compris comme des réponses à la nécessité de se constituer une seconde peau psychique lorsque l'introjection d'un objet suffisamment contenant fait défaut.

Emma s'est décrite comme une enfant agitée, remuante ; aujourd'hui cette agitation subsiste, très perceptible durant nos rencontres (ton vif, nombreux mouvements ponctuant ses propos…). Ainsi, l'agitation et le surpoids qui s'installent, dès l'enfance d'Emma, peuvent répondre à cette même exigence de se constituer une seconde peau (faite d'épaisseur et de mouvements) pour pallier les défaillances de la première. La mentalisation s'avère dans ce cas problématique et cette difficulté conduit Emma à mettre en acte son mal-être, à défaut de mots et, dans son histoire de vie, de personnes capables de les solliciter ou simplement de les soutenir.

Les abus sexuels, les viols sont des traumatismes fréquemment retrouvés dans l'histoire des jeunes femmes souffrant d'obésité (Grilo, Masheb, 2001 ; Sanahuja, Cuynet, 2011). Le trauma du viol fera passer rapidement Emma du surpoids à l'obésité. C'est ainsi qu'une enveloppe cutanée adipeuse jouera un rôle de protection et tentera d'amortir les « coups blessants » (Sanahuja, Cuynet, 2011). L'image du corps se constitue dans le rapport à l'autre (le regard de la mère, celui des parents sur l'enfant constitue les fondements de cette image, puis intervient le regard des autres…). Chez des patients comme Emma, dont l'obésité s'installe précocement pendant l'adolescence, la stigmatisation fragilise plus encore sur le plan narcissique alors même que, dans son cas, les premiers liens ne semblent guère avoir été narcissisants et protecteurs. Face au trauma, l'« invention » d'Emma fut l'obésité : pendant des années, elle a pu, comme elle le confie, « prendre sur elle », « tout contenir ». C'est ainsi que l'obésité l'a en quelque sorte préservée. Sanahuja et Belot (2013, p. 665) évoquent en effet, à propos des sujets obèses, une « nébulosité corporelle protectrice » évitant le passage à l'acte comme si « l'ensemble de leur pulsionnalité était absorbée dans la périphérie du Moi-corps ». Ces auteures soulignent, suite à la perte de poids, la fréquente déstabilisation des sujets et les passages à l'acte auto et hétéro-agressifs pour tenter à nouveau de se défendre.

Le rapport à notre propre corps traduit aussi notre rapport au monde (Chasseguet-Smirgel, 2003) et l'obésité entraîne un mode d'être au monde dont il est difficile de se déprendre. L'amaigrissement drastique suite à l'intervention par *by-pass* ne fait pas disparaître « le fantôme d'avoir été grosse ». De plus, désormais sans protection, Emma décharge ses affects sur son corps, tente de se « réparer » *via* la chirurgie, le tatouage, les piercings ; elle ne peut plus « prendre sur elle », suite à la perte de l'épaisseur protectrice. Ses enveloppes psychiques défaillantes, compte-tenu des éléments de l'histoire infantile dont nous disposons, ne sont pas en mesure de remplir leurs rôles de filtre et de protection.

Ce qui doit être souligné, c'est la cruauté avec laquelle Emma traite son corps (elle veut, rappelons-le, « lui en faire baver, le faire souffrir »). Ses passages à l'acte sur ce dernier visent essentiellement la peau ; celle-ci est percée, tatouée et doit être coupée, retendue, *via* le concours de la chirurgie réparatrice. Ces marquages de la peau nous font penser aux scarifications, aux coupures, que s'infligent certains sujets dans un but auto-calmant. Comme Szwec (1998) le souligne, le propre du procédé auto-calmant n'est pas d'obtenir la satisfaction mais le calme, par conséquent, comme les motifs de tension (interne/externe) ne peuvent être évités, ces procédés (qui ne relèvent pas de l'addiction à un produit, mais plutôt à un comportement) ont évidemment tendance à être répétitifs. L'auteur remarque également une certaine forme de vide représentatif accompagnant le processus auto-calmant, vide représentatif qui présente quelque analogie avec la pensée opératoire dont parlent Marty et M'Uzan (1963).

Cupa (2007, p. 4) envisage deux formes de pulsion d'autoconservation, les pulsions de tendresse et les pulsions de cruauté, dont le but est la préservation de la vie somatique et psychique. Elle indique que pulsion de cruauté et pulsion de tendresse sont liées à une même zone corporelle, la peau. Sans négliger la dimension auto-calmante de l'auto-cruauté, elle souligne que cette dernière peut être également envisagée comme « la tentative de transformer en activité l'état de passivation auquel le sujet traumatisé est confronté, premier sens que l'on peut donner au mouvement traumatophilique » (*ibid.,* p. 230). Dans le cas d'Emma, dont l'obésité s'est développée suite à un traumatisme (Bruch, 1973), cette lecture, mettant en avant la traumatophilie, paraît intéressante.

Enfin, le cheminement d'Emma nous a fait associer sur les rituels initiatiques propres aux sociétés traditionnelles. Ces derniers sont certes « traumatisants », mais ils produisent une « métamorphose » profonde des identités (Nathan, 1994), ce que vise sans doute Emma *via* le concours de la chirurgie. Or, ce qui fonde l'efficacité de ces rituels initiatiques, si violents soient-ils, ce sont les histoires, les mots, la transmission, qui accompagnent les blessures corporelles que doit supporter l'initié.

Dans cette perspective, l'accompagnement psychologique d'Emma pourrait permettre de travailler cette question de la métamorphose tant souhaitée et redoutée, en l'aidant à passer du bistouri aux mots. Ainsi, il s'agirait de lui permettre de tisser des liens entre son histoire infantile, son rapport au monde et à son corps, entre l'« événement-catastrophe » (Legrand, 1993) survenu à l'adolescence et son itinéraire de jeune adulte qui n'est pas réductible à celui d'une femme obèse.

Néanmoins, l'accompagnement a permis un début de symbolisation, de traitement psychique du corps chez cette patiente ; commençant à mettre en mots son histoire, elle a pu canaliser son rapport pathologique au corps et ne semble plus dans le passage à l'acte.

CONCLUSION

De nombreux facteurs peuvent prédisposer à l'obésité mais ils ne conduisent pas tous les sujets « prédisposés » à cet état. Notre contribution, s'inscrivant dans une perspective clinique psychanalytique, souligne d'abord la nécessité de prendre en compte les aspects intrapsychiques impliqués dans l'histoire de l'obésité d'un patient. Alors que la chirurgie bariatrique confronte rapidement le sujet à un corps autre mais gardant les traces de l'obésité ancienne, le recours à la chirurgie réparatrice qui « gommera » cette histoire du corps est fréquent et d'ailleurs pris en charge. Mais le problème n'est pas pour autant réglé car les adultes aussi peuvent craindre les fantômes, celui « d'avoir été grosse » dans le cas de la patiente que nous avons présentée. À partir des données cliniques dont nous disposons à propos d'Emma, nous avons montré la déstabilisation, la rupture de l'homéostasie psychique liées à l'amaigrissement auquel cette jeune femme est confrontée. Le travail d'accompagnement, interrompu au bout de trois séances, est très modeste mais nous tenions à l'exposer, avec toutes ses limites, car il nous semble assez emblématique de la difficulté à amorcer un travail avec certains patients qui, du fait d'une histoire infantile les rendant vulnérables, de l'existence d'un trauma jamais pris en charge, essaient de « sauver leur peau » avec des moyens qui, certes, les enferment, mais qui leur permettent de survivre.

BIBLIOGRAPHIE

ANZIEU, D. (1995), *Le moi-peau.* Paris : Dunod.

BICK, E. [1967] (1998), « L'expérience de la peau dans les relations d'objet précoces », dans Meg Harris William (dir.), *Les Écrits de Martha Harris et d'Esther Bick.* Larmor-Plage : Éditions du Hublot, p. 135-139.

BRUCH, H. (1973), *Les yeux et le ventre, l'obèse, l'anorexique.* Paris : Payot, 1994.

CHASSEGUET-SMIRGEL, J. (2003), *Le corps comme miroir du monde.* Paris : PUF.

CICCONE, A. (2001), « Enveloppe psychique et fonction contenante : modèles et pratiques », *Cahiers de Psychologie clinique*, n° 17, 2, p. 81-102.

CUPA, D. (2007), *Tendresse et cruauté.* Paris : Dunod.

GRANGEARD, C. (2012), *Comprendre l'obésité : une question de personne, un problème de société.* Paris : Albin Michel.

GRILO, C. M., MASHEB, R. M. (2001), « Childhood Psychological, Physiological and Sexual Treatment in Outpatients with Binge Eating Disorder: Frequency and Associations with Gender, Obesity and Eating Related Psychopathology », *Obesity Research*, vol. 9, n° 5, pp. 320-325.

LEGRAND, M. (1993), *L'approche biographique : théorie, clinique.* Paris : Desclée de Brouwer.

MARTY, M., M'UZAN, M. (1963), « La "pensée opératoire" », *Revue française de psychanalyse*, tome XXII, n° spécial, p. 345-356.

MONNÉ DAO, L., CUPA, D. (2013), « Cruellisation du corps dans les troubles de la fonction alimentaire », *L'Évolution psychiatrique*, vol. 78, n° 4, p. 615-623.

NATHAN, T. (1994), *L'influence qui guérit.* Paris : Odile Jacob.

NAVARON, A., CORCOS, M. (2015), « Le corps tombe : l'obésité massive entre cannibalisme et bistouri », *L'Évolution psychiatrique*, vol. 80, n° 2, p. 362-374.

OMS [Organisation Mondiale de la Santé] (1997), *Rapport sur la santé dans le monde. Vaincre la souffrance, enrichir l'humanité*, rapport du Directeur général, Genève : Organisation Mondiale de la Santé.

SANAHUJA, M., BELOT, R. A. (2013), « Défaillance de la relation à l'objet primaire et altération de l'enveloppe psychique chez l'adolescente obèse », *L'Évolution psychiatrique*, vol. 78, n° 4, p. 653-667.

SANAHUJA, M., CUYNET, P. (2011), « L'image du corps chez l'adolescente obèse », *Perspectives psychiatriques*, vol. 50, n° 2, p. 117-127.

SZWEC, G. (1998), *Les galériens volontaires. Essai sur les procédés autocalmants.* Paris : PUF.

GLOSSAIRE

– **Anneau gastrique** : il s'agit d'une technique qui réduit le volume de l'estomac et permet d'obtenir une sensation de satiété précoce, donc de diminuer l'ingestion alimentaire. L'anneau se pose autour de l'estomac. En France, cette technique, réversible et ajustable, ne représente plus que 25 % des interventions depuis les années 2010.

– **By-pass gastrique** : cette intervention réduit le volume de l'estomac, mais modifie aussi le circuit alimentaire. On réalise une section verticale de l'estomac créant une poche de capacité restreinte dans laquelle arrivent les aliments. Celle-ci est reliée directement à l'intestin.

– **Chirurgie bariatrique** : cette chirurgie utilisée dans les cas d'obésité morbide utilise différentes techniques qui transforment l'anatomie de l'appareil digestif afin d'obtenir un amaigrissement.

– **Cruroplastie** : cette intervention vise à retendre la peau relâchée des cuisses suite notamment à un amaigrissement important, elle peut être associée à une lipoaspiration.

– **Mastopexie** : également appelée redrapage des seins, la mastopexie a pour but d'apporter une correction à la ptose des seins ou à leur asymétrie. Elle peut être associée à une augmentation ou à une réduction mammaire.

– ***Sleeve gastrectomy*** : il s'agit d'une gastrectomie réduisant des deux tiers l'estomac mais sans dérivation vers l'intestin contrairement au *by-pass* gastrique. C'est l'intervention la plus pratiquée en France dans le cadre de la chirurgie de l'obésité.

L'EXPÉRIENCE DU SOIN AUPRÈS D'ENFANTS MALADES CHRONIQUES : ENTRE VÉCU, ÉPREUVES ET FORMATION

Camila ALOISIO ALVES

Résumé : Afin de comprendre comment se construisent les soins prodigués aux enfants malades chroniques, une recherche qualitative de type microsociologique a été menée à Rio de Janeiro, Brésil, dans deux hôpitaux spécialisés. Cet article présente les résultats de l'analyse d'entretiens semi-directifs conduits auprès de professionnels. Les objectifs de l'étude ont été de réfléchir, d'analyser et de comprendre les épreuves vécues résultant de la prise en charge d'enfants malades chroniques et d'explorer les composantes expérientielles et formatrices de leurs pratiques quotidiennes. Les résultats montrent que la souffrance éprouvée au cours de la maladie chronique chez les enfants constitue des expériences éprouvantes pour les professionnels de santé. La prise en charge et l'accompagnement de ces patients demandent à la fois des connaissances techniques pour maîtriser les outils et les technologies du soin, et des compétences relationnelles singulières du fait des interactions intensives avec les enfants et leur entourage.

Mots-clés : enfant, maladie chronique, expérience professionnelle, formation.

INTRODUCTION

La prise en charge et l'accompagnement des enfants malades a vécu une grande transformation après les années 70 avec l'évolution technologique et pharmaceutique et l'introduction de nouvelles techniques, nouveaux appareils et médicaments dans le champ de la pédiatrie, notamment dans la néonatologie. Ces progrès scientifiques et technologiques biomédicaux ont permis de faire des diagnostics plus précis, d'apporter des thérapies plus ciblées sur certaines maladies et ainsi d'augmenter l'espérance de vie d'enfants souffrant de maladies chroniques (Duarte et *al.,* 2012). Les services de pédiatrie, chirurgie pédiatrique et néonatologie ont changé leurs profils, leurs formes d'organisation, et sont ainsi devenus des espaces spécialisés dans la prise en charge des malades dépendants de soins intensifs (Moreira & Goldani, 2010). Ces changements ont transformé le processus de travail des professionnels et la gestion des équipes : auprès des enfants malades chroniques, les professionnels ont besoin de réaliser un soin détaillé et spécialisé (Alves, Deslandes & Mitre, 2011).

Afin de comprendre comment se construisent les soins aux enfants malades chroniques face à cette diversité et sa mosaïque d'éléments, une recherche a été menée au Brésil, à Rio de Janeiro, dans deux hôpitaux spécialisés dans la prise en charge de ce genre de patient (Alves, 2016). Il s'agit d'une recherche qualitative, de type microsociologique (Clifford, 2008 ; Creswell, 1997; Laplantine, 2003 ; Simmel, 2006), basée sur la pratique de l'observation participante, des entretiens biographiques auprès des mères d'enfants hospitalisés et semi-directifs auprès des professionnels des services de pédiatrie, chirurgie pédiatrique et néonatologie. Dans cet article, les résultats relatifs au vécu des professionnels quant à la prise en charge et l'accompagnement des enfants malades chroniques sont mis de l'avant. Le but de présenter ces résultats est de réfléchir sur le vécu des professionnels et les défis inscrits dans la prise en charge d'enfants malades chroniques afin d'explorer les composantes expérientielle, historique et formative qui traversent leur pratique quotidienne.

PRÉSENTATION DU DISPOSITIF D'ENQUÊTE AUPRÈS DES PROFESSIONNELS

Le travail sur le terrain de recherche a duré six mois au total. En ce qui concerne les entretiens semi-directifs auprès des professionnels, les premiers ont été faits avec un professionnel de chaque service qui avaient réalisé plus de 10 ans de travail et qui étaient une référence dans la prise en charge. À la fin de ces premiers entretiens, ces interviewés ont été invités à proposer librement le nom d'autres personnes qui pourraient être contactées pour des futurs entretiens. Au final, 37 entretiens ont été réalisés à partir de ce système de proposition, ce qui a permis aussi d'appréhender les relations qui s'établissent dans le cadre des services, une fois que les interviewés justifiaient leurs propositions par des éléments tels que : « un collègue sur qui je peux compter », « c'est lui qui m'a aidé à comprendre les difficultés de cette prise en charge », etc. L'analyse des entretiens s'est basée sur la méthode de l'analyse de contenu (Bardin, 1977), ce qui a permis de trouver les catégories analytiques qui sont mises en avant dans les résultats.

LES TRANSFORMATIONS DE LA PRISE EN CHARGE ET LES NOUVELLES DEMANDES DU SOIN

Afin d'arriver à comprendre le vécu des professionnels face aux épreuves du quotidien de travail et les effets formatifs qui s'y déclenchent, il est nécessaire de mettre en avant les transformations par lesquelles la prise en charge est passée lors des dernières décennies et les impacts sentis par les professionnels dans leurs pratiques. Les premiers éléments explorés lors des entretiens ont donc été la transformation du profil des malades soignés par les professionnels et les changements provoqués par les maladies chroniques. Les professionnels ont souligné le passage entre la prédominance des maladies infectieuses vers les maladies chroniques en fonction du progrès scientifique et technologique, et ils ont mis en avant les impacts que la chronicité a provoqués dans les institutions au niveau structurel et de l'organisation disciplinaire du travail.

Le malade sort d'ici [néonatologie] et va vers la pédiatrie où il reste je ne sais pas combien de temps, parfois des années. On a fini par produire un impact négatif dans le service des autres. Avant la pédiatrie était la pédiatrie qui faisait une réhydratation orale... après tout ça, non... (Infirmière)

Dans ce contexte, les circonstances dans lesquelles le soin se matérialise produisent forcément des points d'intersection entre les services et les professionnels, ce qui demande une articulation plus grande entre tous. Le domaine de la santé des enfants malades chroniques termine par être un ensemble de structures et disciplines qui s'efforcent pour maintenir une interdisciplinarité encore nouvelle. Cependant, ce modèle disciplinaire se montre fragile en fonction de quelques questions présentes dans le quotidien du travail. Parmi celles-ci, il existe la relation entre les services qui demande une articulation plus pérenne.

Je trouve qu'on doit déconstruire ces murs qui existent entre les différentes catégories professionnelles. Ce sont des murs invisibles, mais qui nous rendent distants. Peut-être que si on arrive à cette déconstruction, on sera capable de mieux former nos équipes et mieux répondre aux besoins des enfants... (Kinésithérapeute)

De plus, les professionnels ont évoqué le besoin d'un nombre plus élevé de personnel en fonction de l'exigence du temps requis de travail auprès de chaque enfant et la construction d'un modèle de soin qui les aide à changer la logique de l'organisation professionnelle, encore centrée sur l'intervention et la hiérarchie des savoirs.

Nous n'avons pas un modèle de soin qui nous organise. On fonctionne de façon encore individuelle et dépendante des affinités et des bonnes relations entre les chefs des services. Moi, par exemple, je travaille avec un modèle centré sur la famille, mais l'hôpital est encore organisé sur une logique biomédicale, centrée sur la pathologie et les ressources techniques. (Infirmière)

Ces questions trouvent échos au-delà des murs des hôpitaux. Les enfants malades chroniques accompagnés par des centres spécialisés terminent par ne pas trouver une continuité des soins et les professionnels n'arrivent pas à construire un partenariat avec d'autres services dans le réseau de santé.

Je trouve que notre difficulté principale est la voie de sortie. Quand les enfants ne peuvent pas sortir vers les soins à domicile, ils restent pris, ici, en fonction de la complexité. Notre modèle a besoin d'un travail en collaboration et de constituer vraiment un réseau. (Pédiatre)

Cette situation marque la discussion autour de l'intégration entre les services afin de combler les failles existantes dans le territoire de santé et surmonter l'isolement dans lequel se trouvent les centres hospitalisés (Duarte *et al.*, 2012). Face à ces limitations et barrières, le travail des professionnels est jalonné par des inquiétudes et des frustrations. Soigner des enfants malades chroniques est une expérience vécue par les professionnels comme épuisante physiquement et émotionnellement.

Est-ce que je serai capable de tenir ? Parfois je pense que oui, mais je me pose la question si dans 30 ans je serai capable encore d'affronter tout ça. (Kinésithérapeute)

Afin d'explorer davantage la dimension émotionnelle qui traverse le processus de travail et la prise en charge développée par les professionnels, il faut mettre en exergue la confrontation des professionnels avec la mort des enfants pendant une période où les attentes focalisent la continuité de la vie vers l'âge adulte. Les complications de santé sont assez sévères et la mort représente une limitation qui s ' inscrit dans la pratique professionnelle.

Bon, accepter que, parfois, la meilleure chose qui peut arriver au patient est la mort c'était l'aspect le plus difficile pour moi au cours de ces deux ans de pédiatrie et néonatologie. (Médecin interne)

La complexité de cette question se retrouve à la fois face au type de maladie de l'enfant qu'à leur naissance avant terme. Les enfants qui naissent avec une malformation, par exemple, restent longtemps hospitalisés. Les professionnels terminent par construire un lien d'affection avec l'enfant et sa famille une fois que c'est avec le malade et pas avec la maladie que les relations sont construites (Braga & Morsch, 2003). Au niveau des prématurés, les professionnels s ' investissent fortement afin de veiller à la survie de l'enfant. La naissance avant terme rend victorieuse chaque minute de vie supplémentaire ajoutant une forte tension au travail quotidien.

Face à un modèle de formation en santé encore orienté à sauver et guérir le malade et à une prise en charge qui se matérialise au travers d'un arsenal technique et médicamenteux, la confrontation avec la mort peut amener les professionnels à un acharnement thérapeutique (Diniz, 2006) et à vivre un paradoxe du soin. Ce paradoxe se traduit par la possibilité de prendre en charge des malades assez graves qui auparavant mouraient, en même temps que ces conditions peuvent prolonger la vie sous des conditions extrêmes. L'effet significatif de ce paradoxe ne se limite pas à l'aspect technique et structurel de la prise en charge, mais il interroge les relations entre les différents acteurs présents et la façon de construire les savoirs.

LES ACTEURS DU SOIN ET LES RELATIONS ÉTABLIES

Afin d'aborder de façon synthétique la dimension des relations qui se tissent dans le cadre de la prise en charge d'enfants malades chroniques, on focalise plus précisément sur ce que les professionnels ont raconté autour de comment ils vivent ces relations et comment ils voient leur place et leur rôle ainsi que celui des autres.

Les relations entre pairs

En ce qui concerne les relations établies entre les professionnels, la totalité des interviewés a valorisé les moments d'échange et de dialogue avec les collègues. Toutefois, ces moments ont lieu de façon informelle ou par le biais de certaines routines comme le *round* clinique, pendant lequel chaque catégorie professionnelle se réunit pour discuter autour des cas hospitalisés. La dynamique du travail s'est montrée un élément de désagrégation des professionnels justifiée à la fois par la charge de travail et par l'organisation des spécialités où chacune a son espace spécifique dans la prise en charge.

> *Les rounds sont faits, en général, par les médecins et puis ils nous transmettent ce qu'ils ont décidé et la procédure à suivre avec chaque patient. On n'y participe pas. La communication on la fait verbalement.* (Infirmière)

En même temps que la dynamique du travail peut produire des éléments de désagrégation en fonction du modèle qui l'oriente, elle peut également être une ressource qui maintient les hiérarchies, préserve les espaces bien définis dans les institutions et empêche la construction de l'interdisciplinarité (Sousa, Erdmann & Mochel, 2011). De plus, face à des enfants qui demandent une prise en charge lourde, les professionnels se trouvent pris par la routine et n'arrivent pas à produire un changement favorable à une communication plus fluide entre les pairs.

> *Depuis 2009 nous essayons d'organiser une réunion hebdomadaire pour discuter sur les soins palliatifs, mais ce n'est pas possible, puisque la demande de travail est grande, la surcharge est énorme et, en effet, nous n'arrivons pas à réunir les professionnels dans un horaire convenable.* (Pédiatre)

Le temps de travail dans un même service s'est montré également important. Senti comme un problème, surtout pour les médecins internes, ce temps d'expérience fournissait ou non les moyens de mettre en place des dynamiques plus fluides de communication.

> *Je n'ai pas la liberté d'arriver auprès d'une personne de l'équipe d'infirmier ou de nutrition et dire : « Regarde, je trouve qu'on peut faire de telle et telle manière... ».* (Médecin interne)

L'intégration à un groupe passe par un processus de socialisation des règles et codes validés et construits par le collectif. La reconnaissance de la place, du rôle et du travail du professionnel demande un temps d'appropriation du travail et de l'espace social pendant lequel le professionnel se construit en tant que membre intégré au collectif. Cependant, les modèles de constitution des équipes et d'organisation des catégories professionnelles exercent une influence sur la forme de s'approprier du travail et de rentrer en relation. Peduzzi (2001) a mené une recherche sur les constitutions des équipes en santé et a établi deux typologies : regroupement et intégration. La première se caractérise par une juxtaposition d'actions et une fragmentation de la connaissance. La seconde est marquée par l'articulation des actions et l'intégration des sujets. Cependant, les spécificités techniques, les hiérarchies et les tensions dans la négociation autour de la prise en charge étaient présentes dans les deux typologies. Ainsi, l'auteur met en avant qu'une équipe intégrée n'est pas le synonyme du manque de conflits (ils vont se régler au sein des équipes quotidiennement) et que sa constitution ne se fait pas selon le désir d'un groupe, mais au travers des projets institutionnels qui apportent des ressources et des moyens d'accompagnement de la transformation souhaitable.

Il est intéressant de souligner que pendant la période de la recherche un des deux hôpitaux mettait en place un nouveau programme de gestion orienté par les principes de l'humanisation en santé et la co-gestion des services (Brasil, 2003).

> *Ce nouveau plan de gestion a rendu possible une plus grande intégration de l'équipe. Notre équipe n'était pas désunie, mais chacun travaillait dans les ghettos des catégories professionnelles. Mais avec le plan, on s'est réuni pour construire la coordination de la chirurgie avec la pédiatrie.* (Infirmière)

C'est au travers de la façon dont les professionnels racontent leur travail qu'il est possible de comprendre comment ils vivent et sont formés par les expériences vécues dans le quotidien. Dans le contexte des initiatives basées sur l'humanisation en santé, il est nécessaire de mettre en question les structures et l'organisation professionnelles déjà consolidées afin de trouver les éléments présents dans le collectif de travail par lesquels les transformations peuvent se mettre en place.

Ces extraits des entretiens montrent ce qui avait au cœur des relations entre les professionnels de santé : les hiérarchies et les ghettos qui influencent la façon de communiquer. En même temps, les professionnels valorisent l'interaction avec les pairs, ce qui montre un fil conducteur pour réfléchir autour de la façon dont ces dialogues se construisent et des moyens par lesquels il est possible d'explorer de nouvelles configurations du travail quotidien.

Les relations avec l'entourage de l'enfant

La relation avec l'entourage de l'enfant est un autre élément présent dans le contexte du soin aux enfants malades chroniques hospitalisés. En fonction du temps d'hospitalisation élevé des enfants, l'accompagnant est devenu un acteur social de cette prise en charge. Il est important de souligner que presque la totalité des accompagnants se compose de mères.

> *Quand un enfant naît et s'est fait opéré, nous brisons un peu le lien avec la mère qui reste un peu à côté, mais sa présence est fondamentale* [...] *Pendant le premier contact établi avec les internes qui y arrivent*

je dis clairement : « il est indispensable que vous construisiez une bonne relation avec la famille. Sinon, vous n'arrivez même pas à faire correctement un diagnostic ». (Chirurgien)

Si l'hospitalisation était déjà un événement traumatique pour l'enfant – qui se voit écarté de son univers familial, scolaire et d'amis (Adam & Herzlich, 2001) –, qui passe par des procédures et traitements douloureux, pour les mères, cette expérience est également bouleversante.

L'hospitalisation est un apprentissage pour la mère, parce qu'elle accompagne tout le processus. Elle est la première personne de la famille informée de quoi que ce soit… il est fondamental qu'elle comprenne bien ce qui se passe pour mieux aider et participer au soin. (Pédiatre)

Les épreuves que traversent les mères dans ce parcours sont nombreuses. En général, elles sont le groupe qui, dans la structure familiale, quitte le travail pour s'occuper intégralement de leur enfant malade. Les aller et retour entre les différents services, la confrontation avec l'univers biomédical et l'apprentissage des codes de communication inhérents à cet univers ainsi que la façon technique de soigner son enfant, rendent très dure l'expérience de ces femmes (Alves, 2016 ; 2017).

C'est compliqué… parce que chaque personne a une façon de faire et de penser, chaque personne est un univers particulier avec des attentes spécifiques. En même temps, on doit garantir l'ordre et le respect aux règles. Comme j'avais dit, la mère souffre autant que l'enfant… Il est primordial de se mettre à sa place. (Infirmier)

La construction d'une relation plus horizontale avec les mères est encore traversée par de nombreuses barrières au niveau de la reconnaissance de leur place et de leurs savoirs. De plus en plus de professionnels sont invités à inclure les principes de l'humanisation en santé afin de transformer le soin vers une perspective plus accueillante de la diversité inscrite dans le cadre de la prise en charge des enfants malades chroniques (Alves, Deslandes & Mitre, 2009 ; 2011). Toutefois, cette relation demande la construction d'un dialogue qui ne se limite pas à une transmission de savoirs. Il s'agit de construire ce que Deslandes et Mitre (2009) appellent l'agir communicatif, où le dialogue passe par la reconnaissance de l'autre en tant qu'individu autonome, porteur d'un savoir spécifique et d'un capital social et culturel. La construction de cet agir ne se fera pas sans passer par les apprentissages qui émergent du quotidien des pratiques et c'est pour cela que, dans la partie finale de cet article, les effets formatifs du soin aux enfants malades chroniques seront mis de l'avant.

LE SOIN ET SES EFFETS FORMATIFS

Si d'un côté les expériences des professionnels sont traversées par des épreuves, de l'autre côté ces mêmes épreuves sont la source d'une transformation au niveau intra et interpersonnel. La confrontation avec les difficultés et limitations des malades amène les professionnels à réviser leurs façons de voir la vie.

> *Qui travaille avec les enfants malades chroniques a une vision différente des autres personnes. Cela nous fait grandir spirituellement. C'est une vision totalement différente de la vie.* (Pédiatre)

Les rencontres avec les malades et leurs familles mettent en évidence des aspects singuliers de chaque histoire de vie et montrent que le soin gagne du sens quand il est partagé. Ces moments ensemble sont formateurs dans la mesure qu'ils interrogent les frontières existantes et questionnent les rôles des professionnels.

> *Je trouve que les rencontres transforment car elles changent notre façon de voir le malade, sa famille et ses besoins. Ce n'est pas seulement un patient, mais c'est un ensemble avec la famille...* (Infirmière)

Ainsi, les professionnels ont évoqué que travailler auprès des enfants malades chroniques demande une formation technique afin de mener les bonnes pratiques, une formation scientifique pour comprendre les maladies, ses répercussions et ses risques et une formation humaine qui apporte des éléments qui les aident à comprendre la dynamique des interactions sociales.

> *La mère voit des choses plus subtiles que nous ne voyons pas. Cet apprentissage fait toute la différence dans la prise en charge. Le plus important de mon apprentissage est la relation avec la famille.* (Médecin Interne)

Les aspects plutôt techniques et scientifiques ne sont pas capables de répondre à toutes les demandes de cette prise en charge assez complexe. La relation avec la famille et entre les professionnels termine par se montrer comme moyen par lesquels les pratiques peuvent se transformer. Les transformations dans le domaine de la santé des enfants ont érigé ce que Moreira et Goldani (2012, p. 322) appellent « nouvelle pédiatrie ». Dans cette nouvelle perspective, la question centrale est la re-signification du soin face aux nouvelles conditions de vie viabilisées par les technologies. Pour y répondre, il ne suffit pas de reconnaître les valeurs qui doivent soutenir une prise en charge humanisée. Le soin n'est pas une vertu ou une caractéristique de personnes bien intentionnées, mais une expression de l'être dans le monde et dans son rapport à l'autre (Boff, 2011). Pour Roselló (2009), la reconnaissance du Sujet qui dépend de soin, ou celui aussi qui prend soin, fait émerger une dimension anthropologique du soin.

Il est donc nécessaire de s'appuyer sur les expériences concrètes qui émergent du quotidien de travail en tant que sources d'apprentissage capables de rassembler les professionnels et de repenser le soin. Afin d'enrichir cette perspective formative qui s'inscrit dans les expériences de soin, il est fructueux de mettre en exergue la perspective de l'agir soignant et réfléchir autour de la distinction entre la signification et le sens du soin. Selon Honoré (2013), la signification du soin concerne une compréhension en tant que signe partagé par une collectivité, exprimée au travers des actes, des actions, d'une préoccupation envers autrui. Le sens concerne une orientation de la signification, il est singulier, propre à chaque personne et évolutif avec le temps et les expériences vécues.

Dans cette perspective, chercher à comprendre le sens du soin passe par la reconnaissance de la personne qui parle, ses représentations, son histoire, son parcours de vie et sa formation. Cependant, cette perspective contraste avec le modèle de formation et de pratique dans le domaine de la santé qui se trouve encore dans l'optique plutôt hiérarchique où le malade est un objet d'intervention et les relations sont traversées par les frontières disciplinaires.

Cependant, un chemin de formation émerge du vécu des professionnels qui peuvent, au niveau des significations, les amener à construire des projets thérapeutiques dans une perspective horizontale et partagée entre les différents acteurs. Toutefois, au niveau du sens du soin, il s'avère important de mettre en perspective les façons de voir et de penser des acteurs sociaux. Il ne s'agit pas de commencer par une interrogation des pratiques afin de trouver les failles, mais de mettre en dialogue les dimensions de sens qui sont inscrites dans la perspective de chaque acteur.

CONCLUSION

Les résultats de cette recherche montrent que le système de soins est passé par une transformation technique et scientifique. Cette prise en charge spécialisée a permis à la fois une plus grande survie des enfants et une augmentation du temps d' hospitalisation, ce qui mène, par conséquent, à la construction de relations plus proches avec l'enfant et son entourage. Au travers des vécus des soignants, il est possible de comprendre que les relations avec les pairs sont traversées par des éléments présents dans la hiérarchie des catégories professionnelles ainsi que par le besoin de rentrer en dialogue pour permettre la construction d'un soin plus articulé et intégré. Au niveau des relations avec l'entourage de l'enfant, les professionnels apprennent à valoriser la place des mères et à considérer leurs vécus dans la prise en charge malgré quelques difficultés qui s'imposent en fonction de la place que chacun occupe auprès de l'enfant.

Soigner des enfants malades chroniques exige des professionnels le développement d'une pratique qui prend forme à chaque rencontre avec les collègues, les malades et leur entourage. La santé des enfants dans l'intersection avec les maladies chroniques se montre un domaine de formation où la dimension professionnelle dialogue en permanence avec la dimension personnelle. La richesse du vécu dans ce domaine, ainsi que ses épreuves, sont les composantes sur lesquelles l'agir soignant peut se re-signifier.

BIBLIOGRAPHIE

ADAM, P., HERLIZCH, C. (2001), *Sociologia da doença e da medicina.* Bauru, São Paulo: EDUCS.

ALVES, C. A. (2016), *Tessituras do cuidado: as condições crônicas de saúde na infância e adolescência.* Rio de Janeiro: Editora Fiocruz.

ALVES, C. A. (2017), « Être mère d'un enfant malade chronique : une approche en recherche biographique », *Le sujet dans la cité. Revue internationale de recherche biographique,* Hors-série - n° 6 « Quels savoirs pour quelle puissance d'agir ». Paris : Espace éditorial du Sujet dans la cité, Éd. L'Harmattan, p. 153-168.

ALVES, C. A., DESLANDES, S. F., MITRE, R. M. A. (2009), « Desafios da humanização no contexto do cuidado da enfermagem pediátrica de média e alta complexidade », *Interface - Comunicação, saúde e educação,* vol. 13, n° 1, p. 581-594.

ALVES, C. A., DESLANDES, S. F., MITRE, R. M. A. (2011), « A gestão do processo de trabalho da enfermagem em uma enfermaria pediátrica de média e alta complexidade: uma discussão sobre cogestão e humanização », *Interface - Comunicação, saúde e educação,* vol. 15, n° 37, p. 351-361.

BARDIN, L. (1977), *L'analyse de contenu.* Paris : PUF.

BOFF, L. (2011), *Saber cuidar: ética do humano – compaixão pela terra.* Petrópolis: Editora Vozes.

BRAGA, N. de A., MORSCH, D. S. (2003), « Quando o bebê morre », dans M. E. L. Moreira, N., Braga, D. S., Morsch (orgs.), *Quando a vida começa diferente: o bebê e sua família na UTI neonatal* (p. 157-69). Rio de Janeiro: Editora Fiocruz. Repéré sur : https://static.scielo.org/scielobooks/rqhtt/pdf/moreira-9788575413579.pdf

BRASIL, (1990), *Estatuto da Criança e do Adolescente.* Loi 8069 de 13 juillet 1990.

BRASIL, (2003), *HumanizaSUS: Política Nacional de Humanização: humanização como eixo norteador das práticas de atuação e gestão em todas as esferas do SUS* – Ministério da Saúde, Secretaria-Executiva, Núcleo Técnico da Política Nacional de Humanização. Brasília.

CLIFFORD, J. (2008), *A experiência etnográfica: antropologia e literatura no século XX.* Rio de Janeiro: UFRJ, 3ª edição.

CRESWELL J. W. (1998), « Five qualitative traditions of inquiry », *Qualitative inquiry and researcher design. Choosing among five traditions*, London: Sage Publications, pp. 41-72.

DESLANDES, S. F., MITRE, R. M. A. (2009), Processo comunicativo e humanização em saúde. *Interface - Comunic., Saúde, Educ.*, n° 3, supl. 1: 549/641.

DINIZ, D. (2006), « Quando a morte é um ato de cuidado: obstinação terapêutica em crianças », *Caderno de Saúde Pública*, vol. 22, n° 8, 1741-48.

DUARTE J.G., GOMES, S.C., PINTO, M.T., GOMES, M.A.S.M. (2012), « Perfil dos pacientes internados em serviços de pediatria no município do Rio de Janeiro: mudamos? », *Physis*, vol. 22, n° 1, p. 199-214.

HONORÉ, B. (2013), *Soigner, former, se former Cultiver ensemble les possibilités de la vie.* Paris : Seli Arslam.

LAPLANTINE, F. (2003), *Aprender antropologia.* São Paulo: Brasiliense.

MOREIRA M. E. L., GOLDANI M. Z. (2010), « A criança é o pai do homem: novos desafios para área de saúde da criança », *Ciência e Saúde Coletiva*, vol. 15, n° 2, p. 321-327.

PEDUZZI, M. (2001), « Equipe multiprofissional de saúde: conceito e tipologia », *Revista de Saúde Pública*, vol. 35, n° 1, p. 103-109.

ROSELLÓ, F. T. (2009), *Antropologia do cuidar.* Petrópolis: Editora Vozes.

SIMMEL, G. (2006), *Questões fundamentais da sociologia.* Rio de Janeiro: Editora Zahar.

SIMMEL G. (2013), *Sociologie, études sur les formes de la socialisation.* Paris : PUF, 2ᵉ édition.

SOUSA, F. G. M., ERDMANN, A. L., MOCHEL, E. G. (2011), « Condições limitadoras para a integralidade do cuidado à criança na atenção básica de saúde », *Texto & Contexto Enfermagem*, vol. 20, n° esp., p. 263-271.

PARTIE 3

RÉCITS EN PREMIÈRE PERSONNE

QUAND L'ÉPREUVE SINGULIÈRE DE LA VIE AVEC LA MALADIE DEVIENT PROCESSUS DE TRANSFORMATION D'UN SYSTÈME DE SANTÉ

Luigi FLORA

Résumé : Un parcours singulier permet-il de décrire une époque et d'illustrer le courant de l'implication des patients dans le(s) système(s) de santé et ses avancées ? Parmi les mutations en cours dans nos sociétés, et plus particulièrement dans le domaine de la santé, émerge *la construction et la reconnaissance des savoirs expérientiels des patients* (Jouet et *al.*, 2010) et les interactions que ceux-ci génèrent avec les systèmes de santé et les acteurs qui y évoluent. Cet article éclaire au travers d'un parcours biographique les processus qui ont permis à l'auteur à devenir acteur, co-auteur de sa santé, de ses propres soins – puis du système de santé –, un terme définissant sa participation au service d'autrui à travers la création de nombre de dispositifs mobilisant ses pairs, d ' autres patients, dans le cadre de processus d'apprentissages de socialisation des savoirs acquis de la vie avec la maladie.

Mots-clés : savoirs expérientiels, partenariat de soin, partenariat patient, médecine narrative, récit de vie.

Cet article retrace un itinéraire de malade chronique. Ce récit de vie d'un individu qui apprend à se reconstruire dans l'épreuve de la vie avec la maladie, puis met son expérience au service d'autrui et du système de santé est celui de l'auteur.

Dans mon esprit de patient devenu chercheur, j'ai décidé de définir ainsi la problématique du questionnement de cet article : Un parcours singulier permet-il de décrire spécifiquement une époque en illustrant l'implication des patients dans le(s) système(s) de santé et ses avancées, un courant auquel je participe ?

Je suis donc un malade chronique impliqué dans mes propres soins, ainsi qu'à différents niveaux du système de santé depuis des décennies. En effet, je suis devenu promoteur d'innovations qui peuvent s'inscrire dans un mouvement qu'il est possible de caractériser d'entropique à l'international (Boote, Telford & Cooper, 2002 ; Las Vergnas, 2017), un fait social (Flora, 2012 ; Flora, Jouet & Las Vergnas, 2014 ; Jouet, 2013).

Pour illustrer cette dynamique est présenté : Figure 1 (page suivante). Celle-ci représente les courbes d'augmentation des publications mentionnant les termes-clés « engagement patient » (triangles), « participation patient » (croix), *involvment* (carrés) et pouvoir d'agir ou *empowerment* (losanges), comparées à celles mentionnant pneumothorax et psoriasis dans leur titres et résumés selon les données de PubMed en 2017 (Las Vergnas, 2017).

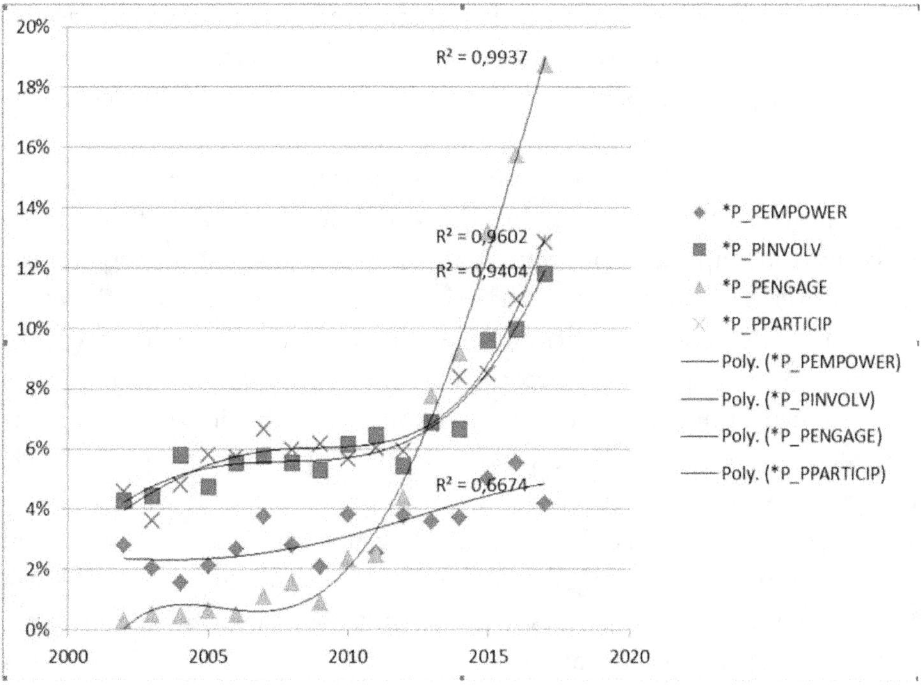

Figure 1 – Les ratios de publications mentionnant engagement patient, participation patient et pouvoir d'agir (empowerment) comparés à ceux mentionnant pneumothorax et psoriasis dans leurs titres et résumés selon les données de PubMed. (Las Vergnas, 2017).

Or, lorsqu'en 1990, presque trentenaire et après quelques années de gestion autodidacte au-delà des quelques heures par an de rendez-vous avec des professionnels de santé, j'entreprends de chercher un collectif de patients autour d'une de mes problématiques de santé pour tenter d'enrayer les maladies qui me minent, c'est vers les groupes d'entraide que je me tourne.

J'ignorai alors qu'au fil des ans, j'apprendrais non seulement à me soigner autrement, mais que je deviendrais également un spécialiste des possibles, tant pour mes propres soins que pour autrui. J'étais loin d'imaginer que j'irais jusqu'à co-concevoir une nouvelle relation de soin qui contribue à la transformation d'un système de santé.

J'étais loin de penser que je serais sollicité au lancement de la première université des patients dans une faculté de Médecine en France[23], puis convié à l'aventure initiée par le premier bureau facultaire de l'expertise patient, partenaire ouvert à la faculté de Médecine de l'Université de Montréal au Québec.

Je n'aurais pu envisager devenir, alors que je n'avais pas le Baccalauréat avant l'intrusion de ces maladies dans ma vie, docteur en Sciences de l'éducation, après avoir fait des apprentissages académiques me permettant d'acquérir : une maîtrise sur les réseaux numériques et technologies de communication ; une maîtrise en Droit de la santé, puis que je réaliserais un post-doctorat en Santé publique au Canada. Mais avant d'éclairer une des innovations auxquelles j'ai participées, il apparaît important de revenir au bouleversement initial qui engendra un parcours que je qualifie d'initiatique.

C'est en fait à 30 ans qu'un choc important a bouleversé ma trajectoire d'alors, mon existence même. Cet incident de parcours se manifesta à travers une maladie grave. Dès lors, mes notions et conceptions de santé ont pris un autre sens, à travers un traumatisme vécu dans la chair, dans le corps, et les impressions ancrées psychologiquement qui en découlèrent.

Ma conscience du corps dans son environnement était préalablement déjà un centre d'intérêt et de questionnement, mais elle était d'un ordre différent, façonnée selon d'autres critères issus d'un sentiment, d'une perception et d'une conception de la santé qui se résumeraient en une phrase *mens sana in corpore sano*, un esprit sain dans un corps sain. Elle découlait du fait même de mon parcours professionnel et passionnel jusqu'alors tourné autour d'activités sportives de glisse principalement dans la nature. Il s'agissait alors d'une perception proche de ce que Canguilhem cerne comme une normativité d'allure propulsive (Honoré, 1999). Une normalité qu'il s'agit, en fait, de tenter de dépasser afin de vivre selon de nouvelles constantes, ce que l'épreuve de la maladie est venue questionner.

[23] J'ai été, dès 2009, sollicité comme conseiller pédagogique au 1er cursus d'éducation thérapeutique du patient de la Faculté de Médecine de l'Université Pierre et Marie Curie-Sorbonne-Universités (UPMC), avec Catherine Tourette-Turgis et la Professeure PU-PH Corinne Isnard-Bagnis.

Lorsque l'être humain perçoit et pense le corps, les représentations sont des plus diverses et elles sont modulables dans le temps. Pour moi, le corps physique est une partie d'un ensemble auquel il ne se réduit pas. Il ne se résume pas non plus à un assemblage d'organes. Il s'agit d'un ensemble qui dépasse la somme des parties, et de cela l'intuition est apparue très tôt, bien avant l'apparition de la maladie.

La relation intuitive de cette dimension s'est façonnée pour moi à partir de l'expérience à travers mon métier d'alors. Une activité qui consistait principalement dans la pratique et l'enseignement d'activités sportives de « Nature », en ce sens qu'elles consistaient en des sports de plein air où l'homme joue avec, ou se joue de la nature et ses éléments selon l'approche que l'on en fait, puisqu'il s'agissait principalement de sports de glisse[24]. De ces pratiques a découlé une approche forgée par et d'après les expériences physiques, psychiques et relationnelles avec le « monde », donc de nature humaine et sociale. Du terme « monde », il est question de relations humaines : d'individu à individu, d'organisations et/ou d ' institutions élaborées par les humains et avec eux. Une représentation de la santé finalement assez proche de la définition de l'Organisation Mondiale de la Santé (OMS)[25]. C'est donc cette conception qui fut ébranlée par une succession de problèmes qui ont provoqué un changement de trajectoire et une transformation identitaire profonde.

Les perceptions se sont alors transformées par le vécu de nouveaux ressentis et de certaines absences ou manques. Cette période de crise a suscité une profonde remise en cause, une quête de sens. Elle a provoqué l'émergence de ce que certains pourraient considérer comme une nécessité. Alors, une introspection intense et importante est advenue, dont le corps, dans toutes ses dimensions, et la santé ont été les principaux objets.

La perception intime, individuelle, sociétale, des différents corps de soi, de mon entourage et de la société m'est alors apparue selon d'autres perspectives. L'expérience d'un corps humain confronté à la souffrance, à des limites modifiées et mouvantes dans le temps, selon d'autres critères

---

[24] Les activités tournaient autour des disciplines du ski (alpin et de fond), de la voile, d'activité de moyenne et haute montagne avec le kayak, la spéléologie et l'escalade.

[25] La santé est un état de bien-être physique, mental ou social qui ne consiste pas en une absence de maladie.

que ceux de la performance jusqu'ici présents, s'est alors fait jour. Des changements qui ont produit comme conséquence l'observation de l'Être, de l'individu en crise, puis du corps social, tels qu'ils apparaissaient sous l'angle de cette nouvelle expérience. Il a alors été question de chercher à s'adapter. Les interactions avec autrui se sont modifiées et mon positionnement au sein de la société a changé en conséquence.

Cette mutation a cependant été précédée d'un basculement vers un vide que je qualifierais de sidéral. Un précipice, avec une sensation de rupture, qui s'est produit avant le retour progressif, quoi que non linéaire, vers un nouvel équilibre, ce que Philippe Barrier définit comme une autonormativité (2010) s'est surtout créée dans le temps une capacité à se rééquilibrer de manière répétée, reproductible, quand la nécessité l'impose. Il a fallu voir et vivre l'environnement avec une acuité différente, selon d'autres modalités. Cette épreuve devenue initiatique m'a permis d'enrichir la palette de l'expérience du corps vers des dimensions inimaginables et inconcevables jusqu'alors. Une aventure au-delà du manque vers une intimité qui peut, par moments, se faire jour de manière plus riche, plus intense, une expérience peu relatée et référencée à ma connaissance. J'ai ainsi découvert que la vulnérabilité à deux faces, celle du manque mais également celle qui permet de poindre de nouvelles ressources insoupçonnées jusqu'alors, qu'il s'agit d'identifier et de mobiliser, passant ainsi d'une vie avec la maladie subie à celle du choix. Au fil du processus de gestion des différentes crises, la confrontation au système de santé a été nécessaire. Dès lors, les perceptions et conceptions du corps comme de la santé se sont donc transformées, aussi bien dans les dimensions micro, méso que macroscopiques, une perspective que j'ai ensuite conservée lorsque je suis devenu chercheur. Un exemple illustrera ce que cette nouvelle perception engendre aujourd'hui pour la société. C'est ainsi un processus maïeutique qui a œuvré temporellement dans des dimensions sociales, économiques et politiques. Des apprentissages continus, importants et essentiels à la survie lors de ces rencontres ont permis l'émergence des ressources nécessaires pour faire face aux défis à relever, puis ensuite à la vie, oserais-je dire. L'accès à une vie qui m'est apparue plus intense, une « vraie » existence vécue pleinement, au plus profond, en comparaison avec l'époque précédente. Cette expérience est commune à nombre de personnes rencontrées lors de mes recherches après quelques années d'expérience de la vie avec la maladie. Avec le temps, un « vivre avec... » s'est progressivement imposé comme un « art de vivre ». La mutation s'est prolongée en me proposant l'expérience de membre associatif, puis de militant, d'activiste, dans une posture qui a progressivement donné lieu à un autre rôle, celui d'« acteur de Ma Santé » pour soi, à celui de La santé pour autrui et pour le système de santé. L'expérience du malade s'est affinée en se muant grâce à un exercice réflexif répété, en une dimension de l'auto-clinique jusqu'alors inconnue (Jouet, Flora, Las Vergnas, 2010 ; Las Vergnas, 2011). L'expérience des malades a ensuite pris sa place, comme un espace qui s'ouvre et s'étend à un espace de connaissance toujours en changement.

C'est d'abord dans le cadre de réunions que j'ai appris à écouter, à mettre en mots les maux puis, rapidement, les ressources disponibles. C ' est à partir de l ' ensemble de ces apprentissages expérientiels et académiques que j'ai développé une expertise, que je l'ai sociabilisée, jusqu ' à devenir reconnu, recherché et rémunéré pour le savoir expérientiel (Jouet et *al.*, 2010) développé à partir de la vie avec la maladie.

C'est ainsi que, progressivement, je suis passé d'un statut de « victime » à acteur responsable, voire co-auteur, de ma santé, puis une personne ressource, à la fois pour les autres malades, pour les professionnels de santé et pour certaines institutions. Un retournement qui, s'il est singulier, est loin d'être un cas isolé, une nouvelle posture que nombre de patients empruntent et qui révolutionne le monde de la médecine et plus largement de la santé, tels que décrits par certains auteurs (Richards et *al.,* 2013) dans une revue médicale de référence, *the British Medical Journal* et au point d'être identifié comme le blockbuster du 21e siècle (Dentzer, 2013).

UN CONTEXTE D'ÉMERGENCE DE NOUVELLES FIGURES DE PATIENTS

Dans un contexte sociétal de conclusion du XXe siècle, l'émergence de la pandémie VIH-SIDA met un coup d'arrêt momentané à une médecine toute puissante. Ses nombreuses avancées ont soudain buté sur un constat d'impuissance des médecins[26]. C'est à cette occasion que les malades et personnes concernées se sont réunis et ont révolutionné les modes de fonctionnement associatifs sur la base des principes de Denver (1983). Les patients y annoncent alors que tout ce qui les concerne doit leur permettre de s'impliquer en tant que réels acteurs. Le malade se considère même comme réformateur social (Defert, 1989)[27]. Une idée déjà relevée par Serge Moscovici quand il identifie les « déviants » comme moteurs d'innovation pour leurs usages souvent inhabituels, susceptibles de dessiner les normes à venir (1976). Ce déviant est ici à rapprocher de l'individu hors norme de Canguilhem (1966). Un concept d'ailleurs repris par un malade chronique philosophe avec la notion d'auto-normativité déjà évoquée (Barrier, 2010).

C'est de ce contexte que de nouvelles associations et de nouveaux usages émergent invectivant les pouvoirs politiques, tentant de devenir force de propositions auprès des médecins tout en mettant en place simultanément un accompagnement des malades. Des groupes de parole d'un nouveau genre voient le jour, ainsi que des services d'information (Barbot, 2002). Des malades alors bien loin des patients hésitants et manipulables du docteur Knock qui n'osaient pas demander à leur médecin ce que signifiait son vocabulaire technique. L'apparition d'Internet, à la fin des années 1990, accélère la transmission des usages des malades du VIH dans d'autres contextes et le mouvement des malades trouve alors une nouvelle dimension.

CO-CONSTRUIRE

Je pense avoir senti et compris à un moment décisif pour mes propres soins, alors que j'étais engagé depuis 5 ans dans des associations et que je glissais progressivement vers un statut de spécialiste, émerger cette nécessité de créer, de *coleadership* dans les soins. La maladie prit une autre forme plus agressive. Une nouvelle phase aiguë qui demanda de multiples

---

[26] Des médecins qui ne mettront pourtant que trois ans à découvrir le virus (VIH) responsable de cette maladie. Dans Pascale Senk, « La révolution des patients experts », *Psychologie*, novembre 2014, p. 152-156.

[27] Defert, D. (1989), *Cinquième conférence internationale sur le Sida*, Montréal.

hospitalisations durant quelques années. C'est au cours de cette période que, pour m'administrer une chimiothérapie, il m'a été installé sous la peau une chambre implantable.

Après quatre mois durant lesquels mon monde s'était restreint à une petite chambre rectangulaire, je repartis pour quelques jours chez moi, avant une nouvelle hospitalisation dans un Centre de moyen séjour. Durant ce passage au domicile, la continuité des soins fut assurée par une équipe de soins à domicile que j'eus le temps d'apprendre à connaître. Une fois arrivé dans un Centre de réadaptation pour récupérer la mobilité des membres inférieurs suite à une atteinte des nerfs moteurs, j'ai réalisé qu'il existait pour des soins très techniques une hétérogénéité de l'offre de soins. Les autres malades du Centre avaient tous leurs chambres implantables bouchées générant des conséquences pouvant rapidement même devenir fatales.

Je réalisai que je ne savais pas comment remédier seul à ce problème et que les professionnels sur place ne le savaient pas non plus. J'ai donc choisi d'être très attentif aux soins prodigués et d'une part, de déployer des efforts de vigilance vis-à-vis des soins prodigués et, d'autre part, de tenter d'écourter le séjour en cours par une rééducation express.

Une fois de retour chez moi, je provoquai une rencontre avec l'équipe de soins à domicile pour leur faire part de ma mésaventure, des enjeux identifiés et de mes attentes.

Après une discussion franche et de longs échanges avec ces professionnels à l'écoute, ils décidèrent de tenter un accompagnement vers une autonomie de ce type de soins. C'est ainsi que, progressivement, l'équipe médicale m'initia à l'entretien de mon cathéter et à la dispensation des traitements dont dépendait alors ma vie. De fait, une nouvelle forme de relation partenariale de soin s'était organisée.

UN NOUVEAU MODÈLE RELATIONNEL ISSU D'UNE EXPÉRIENCE INITIATIQUE FÉDÉRANT UNE NOUVELLE VISION

C'est ainsi que progressivement, j'ai étudié, éprouvé, approfondi une expérience qui a, aujourd'hui, largement contribué à l'émergence du modèle de partenariat de soin. Le « partenariat patient » porté par l'Université de Montréal a trouvé les clés de cette expérience à des fins de reproductibilité du processus. Le partenariat met davantage l'accent sur le partage de pouvoir et de responsabilité entre patients et professionnels (Ghadiri, Flora & Pomey, 2017), un passage du « soigner pour » au « soigner avec », (Figure 2) ci-dessous.

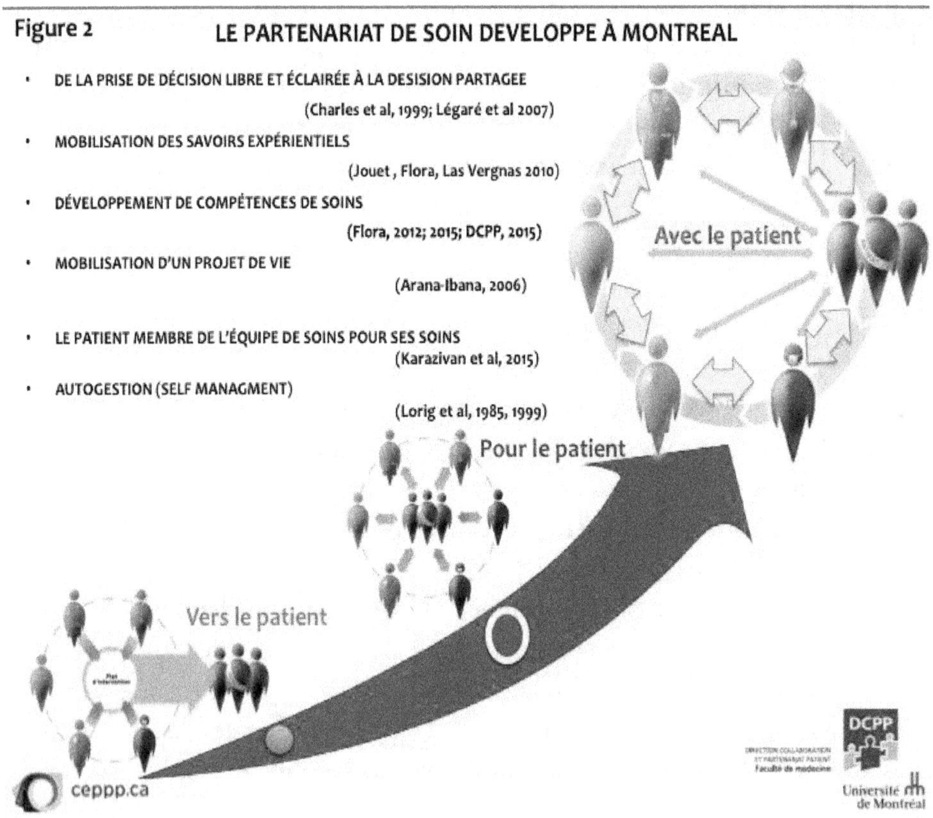

Figure 2 – « Le partenariat de soin développé à Montréal », (DCPP, Université de Montréal).

Dans cette approche, le patient est considéré comme un soignant, comme un membre à part entière de l'équipe de soin (Karazivan, Dumez, Flora et *al.*, 2015). Le patient est reconnu pour ses savoirs expérientiels de vie avec la maladie (Jouet et *al.*, 2010) et les compétences qu'il mobilise (Flora 2012 ; 2015 ; DCPP, 2015). À ce titre, il est considéré comme un individu légitime pour prendre les décisions les plus adaptées à son projet de vie, en collaboration avec les professionnels de la santé (Ibarra-Abana, 2006 ; Légaré, Ratté, Gravel & Graham, 2008).

Le patient est une personne accompagnée progressivement au cours de son parcours de soins pour faire des choix de santé libres et éclairés et prendre des décisions de soin pour agir en fonction de chaque situation. Son expérience de vie avec la maladie et ses compétences sont reconnues comme contribuant aux soins qui le concernent. Grâce aux compétences acquises par l'éducation thérapeutique et la réflexivité de sa propre expérience, le patient peut renforcer ses capacités d'autodétermination et d'autogestion (Lorig et *al.,* 1999). L'autogestion des patients développée par l'équipe de Kate Lorig n'est pas intégrée comme telle dans le modèle présenté mais s'y réfère, en cela, il apparaît impossible au 21e siècle d'occulter les travaux d'Angela Coulter (2011). Cette chercheure senior a identifié qu'un malade chronique passe, selon sa ou ses maladies chroniques, entre 5 à 10 heures dans le soin avec les professionnels de santé alors que lui et ses proches s'affairent jusqu'à 6 250 heures par an pour ses soins, soit plus de 98 % du temps de soin.

Au plan conceptuel, l'essentiel repose sur la reconnaissance des savoirs expérientiels des patients. Ces savoirs expérientiels — issus de la vie avec la maladie, de l'expérience des soins et services, ou de la vie dans la communauté — sont vus comme complémentaires aux savoirs des professionnels de la santé (qu'ils soient cliniciens, administrateurs ou décideurs publics). Ils s'ancrent dans une vision du partenariat au niveau de la relation individuelle de soin (niveau micro) que nous souhaitons rendre accessible à chacun, s'il le souhaite.

C'est sur cette même base que se structurent des interventions de partenariat au niveau des organisations de santé, d'enseignement et de recherche (niveau méso) et qu'au niveau des organismes gouvernementaux responsables s'élaborent des politiques publiques (niveau macro ; Pomey et *al.*, 2015). Cette dynamique s'organise au Canada dans le cadre d'une transformation systémique dans l'enseignement, les soins et la recherche. Ainsi, depuis 2012, l'ensemble des cursus en sciences de la santé sont formés à ce modèle à l'Université de Montréal et, depuis 2014, les étudiants apprennent progressivement quelles sont les compétences que développent les patients au cours de leur vie avec la maladie et leurs manifestations observables les plus courantes.

CONCLUSION

Si tous les parcours individuels ne mènent pas à un modèle relationnel conceptualisé ouvrant à une possible transformation systémique de système de santé, un parcours singulier permet de décrire l'expérience dans une époque en illustrant l'implication des patients dans les systèmes de santé. Une expérience qui n'est pas unique et le groupe de patients mobilisés dans les initiatives canadiennes, pour ne citer qu'elles, en témoigne. Il est possible de citer, en France, le parcours de Philippe Barrier (2007, 2014) pour le Prix qui lui a été décerné par l'académie de Médecine. Le partenariat inspiré, nous l'avons vu, d'une expérience singulière, s'inscrit dans un courant historique au sein duquel le patient est progressivement reconnu comme soignant et coproducteur de soin(s). L'approche présentée se caractérise par un modèle d'engagement réciproque entre les patients et les professionnels, caractérisé par le *coleadership*, la co-construction et la coresponsabilité.

La reconnaissance des savoirs expérientiels et le développement des compétences de soin comme la collaboration sont au cœur de l'approche présentée.

Elle porte une vision des soins, fondée sur le partenariat, à partir de laquelle repose une action stratégique au niveau des organisations, combinée à un soutien opérationnel. Ainsi, est-il démontré que lorsqu'un cadre favorable est proposé aux acteurs dans le soin, une dynamique créative peut engendrer une co-construction « avec » le patient. Une rencontre qui, au-delà du soin généré avec attention et technicité, prolonge ce temps de rencontre par une autonomie du patient dont l'estime de soi bénéficie bien souvent à toutes les parties.

BIBLIOGRAPHIE

BARBOT, J. (2002), *Les malades en mouvements. La médecine et la science à l'épreuve du Sida.* Paris : Balland.

BARRIER, P. (2007), *L'autonormativité du patient chronique.* Thèse de doctorat en Lettres et Sciences humaines, Université René Descartes, Paris 5.

BARRIER, P. (2010), *La blessure et la force : La maladie et la relation de soin à l'épreuve de l'autonormativité.* Paris : PUF.

BARRIER, P. (2014), *Le patient autonome,* Paris, Presses Universitaires de France.

BOOTE, J., TELFORD, R., COOPER, C. (2002), « Consumer involvement in health research: a review and research agenda », *Health policy,* vol. 61, n° 2, 213-236.

CANGUILHEM, G. (1966), *Le normal et le pathologique.* Paris : PUF.

COULTER, A. (2011), *Engaging Patients in Healthcare.* Berkshire (UK): Open University Press.

DCPP (2015), *Référentiel de compétences des patients,* Direction collaboration et partenariat patient, Faculté de médecine, Université de Montréal.

DENTZER, S. (2013), « Rx for The 'Blockbuster Drug' of Patient Engagement », *Health Affairs,* n° 32, p. 202.

FLORA, L. (2012), *Le patient formateur : élaboration théorique et pratique d'un nouveau métier de la santé.* Thèse de doctorat de Sciences sociales, Université Vincennes/Saint-Denis Paris 8.

FLORA, L. (2015), *Un référentiel de compétences de patient : Pour quoi faire ? Du savoir expérientiel des malades à un référentiel de compétence intégré, l'exemple du modèle de Montréal.* Sarrebruck (Allemagne) : Presses Académiques Francophones.

FLORA, L., JOUET E., LAS VERGNAS O. (2014), « Contribution à la cartographie des publications établissant le fait social de la reconnaissance des savoirs des malades », dans E. Jouet, O. Las Vergnas, E. Noël-Hureaux (coord.), *Nouvelles interventions réflexives dans la recherche en santé : du savoir expérientiel des malades aux interventions des professionnels de santé.* Paris : Archives contemporaines, p. 235-236.

GHADIRI, D. P. S., FLORA, L., POMEY, M.-P. (2017), « Le virage patient partenaire de soins au Québec. Reconfiguration de l'exercice du pouvoir médical et lutte pour de nouvelles subjectivités », dans C. Hervé, M. Stanton-Jean et M.-F. Mamzer (dir.), *La participation des patients.* Paris : Éditions Dalloz, p. 25-36.

HONORÉ, B. (1999), *Être et santé : Approche ontologique du soin.* Paris : L'Harmattan.

IBARRA-ABANA, A. (2006), *L'élaboration du projet de vie chez les jeunes adultes.* Thèse de doctorat en Sciences Sociales, Université de Fribourg.

JOUET, E. (2013), « Faire de sa maladie un apprentissage : l'exemple du projet ÉMILIA », *Éducation permanente*, n° 195, p. 73-84.

JOUET, E., FLORA, L., LAS VERGNAS, 0. (2010), « Construction et Reconnaissance des savoirs expérientiels des patients ». Note de synthèse du numéro, *Pratique de formation : Analyses*, n° 58/59, p. 13-94.

KARAZIVAN, P., DUMEZ, V., FLORA, L., POMEY, M.-P., DEL GRANDE, C., GUADIRI, S., FERNANDEZ, N., JOUET, E., LAS VERGNAS, O., LEBEL, P. (2015), « The Patient as Partner in Care: Conceptual Grounds for a Necessary Transition », *Academic Medicine*, vol. 90, n° 4, 437-441.

LAS VERGNAS, O. (2011), « Construction du savoir expérientiel des malades, et rapport aux savoirs des adultes non scientifiques », dans A. D'Arripe, A. Catellani (coord.), « Communication et santé : quelles reconfigurations des relations ? », *Recherche en communication*, n° 32, p. 13-33.

LAS VERGNAS, O. (2017), « Patients' Participation in Health Research: A Classification of Cooperation Schemes », *Journal of participatory medicine*, vol. 9, Iss. 1: e 16 ; doi:10.2196/jopm.8933

LÉGARÉ, F., RATTÉ, S., GRAVEL, K., GRAHAM, I. D. (2008), « Barriers and facilitators to implementing shared decision-making in clinical practice: update of a systematic review of health professionals' perceptions », *Patient Education and Counseling,* vol. 73, n° 3, 526-535.

LORIG, K. et *al.* (1999), *Chronic Disease Self-Management Course Leader's Manual.* Palo Alto, CA: Standford Patient Education Research Centre.

MOSCOVICI, S. (1979), *Psychologie des minorités actives.* Paris : PUF.

People with aids (1983), *les principes de Denver,* accessible sur Internet : http://lemegalodon.net/a6507-les-principes-de-denver.html
[Dernière consultation : le 31/07/2018].

POMEY, M.-P., FLORA, L., KARAZIVAN, P., DUMEZ, V., LEBEL, P., VANIER, M.-C., DÉBARGE, B., CLAVEL, N., JOUET, E. (2015), « Le 'Montreal model' : enjeux du partenariat relationnel entre patients et professionnels de santé », *Santé publique*, H.S., S1, p. 41-50.

RICHARDS, T., MONTORI, V. M., GODLEE, F., LAPSLEY, P., PAUL D. (2013), "Let the patient revolution begin", *British Medical Journal* (Online), n° 346 (7908), f2614. DOI: 10.1136/bmj.f2614

SENK, P. (2014), « La révolution des patients experts », *Psychologies*, n° 345, p. 152-156.

SAVOIR METTRE DES MOTS SUR SES MAUX POUR RE-VIVRE

Christian LERAY

Résumé : Dans mon article, je cherche à montrer, notamment, comment ce témoignage de maladie s'est intégré à mon histoire de vie. En ce qui me concerne, il s'agit aussi d'étudier la question de ma création poétique après le traitement d'un cancer.

Mots-clés : histoire de vie, maladie, mots, poésie.

INTRODUCTION

Il n'est pas toujours facile de narrer une maladie comme le cancer lorsqu'il vient brusquement de surgir au milieu de projets à la fois personnels et professionnels ! Et pourtant, s'il est une maladie qui nécessite de mettre des mots sur ses maux, c'est bien celle-ci. Souvent la tâche narrative n'est pas facilitée par les termes employés par les médecins, comme je vais le montrer dans la première partie. En ce qui me concerne, c'est surtout la poésie qui m'a le plus aidé à mettre des mots sur cette maladie survenue accidentellement dans ma vie (deux livres de poèmes ont été écrits depuis mon opération en 2010, à l'Institut Gustave Roussy de Paris-Villejuif, dont l'un en « Correspondance » avec une poétesse brésilienne que j'avais rencontrée lors du lancement du livre de poèmes-haïkus *Amour de la Mer*, en 2015). Néanmoins, mon suivi thérapeutique (notamment deux scanners par an, suivis de consultations) a été aussi l'occasion de dialogue oral interactif avec le chirurgien qui me conduit aujourd'hui à écrire, pour la première fois, le récit de ce cancer inscrit temporellement dans mon histoire de vie.

NARRER LE CANCER AVEC SES MOTS, QUELLE HISTOIRE !

En juin 2009, je suis opéré de l'appendicite aux Urgences d'une clinique de Rennes car le médecin craignait un début de péritonite. Tout se déroule pour le mieux, le chirurgien m'expliquant qu'il a effectué cette opération par cœlioscopie (sans ouverture de l'abdomen) et nettoyé le tout au sérum biologique afin d'éviter une possible infection, compte tenu de l'inflammation de l'appendice au moment de l'opération. Malheureusement pour moi, car il a peut-être contribué par ce « nettoyage » à disperser des cellules cancérigènes dans le péritoine !

En effet, je suis rappelé de vacances en juillet 2009 par le chirurgien de la clinique car l'analyse en laboratoire de la « pièce d'appendicectomie » a révélé un « adénocarcinome appendiculaire », autrement dit un cancer sur l'appendice envoyé à analyser au laboratoire après l'opération. Le chirurgien me reçoit en m'expliquant que dans ces cas-là, on procède par précaution à une chimiothérapie et à une réduction du colon en contact avec l'appendice, ou même à son opération complète. Un peu énervé par mes questions sur les conséquences d'une telle opération du colon, il me dit que celui-ci peut très bien être remplacé par une stomie à vie (autrement dit une « poche gastrique »).

Est-ce l'état d'énervement du chirurgien dû peut-être au fait qu'il se posait des questions sur ce nettoyage au sérum biologique précédent, toujours est-il que je refuse son protocole très handicapant (« poche gastrique » à vie) et décide de prendre rendez-vous avec un spécialiste de l'Hôpital de Pontchaillou à Rennes : le scanner que me fait passer ce spécialiste en décembre 2009 révèle une « carcinose péritonéale », autrement dit un cancer rare du péritoine. Tout en procédant immédiatement à une chimiothérapie qui s'avèrera sans résultat, il me propose d'être opéré à l'Institut Gustave Roussy de Paris-Villejuif dont l'un des Professeurs opère de nombreux malades en administrant, suite à l'opération, une CHIP ou Chimiothérapie Hyperthermique Intra-Péritonale. C'est ainsi qu'après avoir rencontré ce Professeur qui me confirme que j'avais eu raison de refuser l'ablation totale du colon qui n'aurait rien résolu et après avoir passé le mois de vacances de juillet 2010, sur ses conseils, à faire de longues marches dans les dunes d'Olonne/Mer, je suis opéré par ce Professeur le 3 août 2010 (une opération de neuf heures avec ablation de la vésicule biliaire, de la rate, d'1/3 du colon et un grattage du diaphragme ainsi que de divers organes, car ce cancer se caractérise par le développement d'une sorte de « gélatine » qui, si elle n'était pas retirée, cause une mort rapide, généralement au bout de six mois, car cette « gélatine » étouffe tous les organes qui ne peuvent plus remplir leur fonction). Suite à l'intervention chirurgicale de neuf heures, une Chimiothérapie Hyperthermique Intra-Péritonale (CHIP) préchauffée à environ quarante et un degrés est introduite dans l'abdomen sur la table même d'opération (durée : deux heures). À la suite d'une telle intervention, je suis resté dans un coma artificiel pendant plus de deux semaines au centre de réanimation de l'hôpital. Au réveil, j'émergeais d'un autre monde où j'avais voyagé avec mon esprit, puis, j'ai découvert progressivement mon corps relié à une dizaine de tuyaux eux-mêmes reliés à des bouteilles, poches, etc. De fait, c'est comme si mon corps m'était étranger, d'autant plus que je ne souffrais pas avec la dose de morphine qui m'était administrée ! D'ailleurs, la première semaine qui a suivi mon réveil, il m'arrivait de sombrer dans une espèce d'état second où mon esprit réussissait par exemple à se transporter dans différents endroits du service de réanimation et notamment, j'entendais des conversations entre les médecins et infirmières dans des bureaux très éloignés de ma chambre. Je n'ai commencé à souffrir que lorsqu'il m'a fallu faire des exercices avec une espèce de masque enveloppant tout le visage comme un scaphandre et relié à une machine à oxygène avec laquelle je devais respirer au même rythme afin de décoller la plèvre qui s'était malencontreusement collée suite à la Chimiothérapie Hyperthermique Intra-Péritonale durant ma longue période de coma. Comme le médecin m'avait dit que ma vie future en dépendait, j'ai retrouvé la force de recouvrer une capacité thoracique et une fonction normale de la respiration en m'obligeant à respirer au rythme que m'imposait cette machine.

Avec l'aide d'une kinésithérapeute, à qui je dois beaucoup pour sa patience, j'ai peu à peu réussi à respirer sans l'aide de cette horrible machine et alors j'ai pu commencer à me lever et réapprendre progressivement à marcher ! J'avais l'impression de renaître ! J'étais ainsi resté plus d'un mois dans ce service de réanimation avant de regagner l'étage où se trouvait le service du chirurgien qui m'avait opéré et dans lequel je suis resté un autre mois complet. C'est dire combien cette opération avait été éprouvante pour mon corps (j'avais d'ailleurs perdu dix-huit kilogrammes !). Après deux mois et demi d'hôpital, je suis rentré en ambulance, allongé sur un brancard et quand je réussissais à me mettre debout, ma marche avec des béquilles était encore incertaine ! C'est là que j'ai pris conscience de l'importance de l'accompagnement de la famille pour assurer un succès complet de la guérison. De même, les livres qui m'ont été offerts et surtout le livre « La petite bibliothèque maritime idéale » de Stéphane HEUET, que m'ont offert les collègues et amis du Conseil d'Administration d'ASIHVIF (Association Internationale des Histoires de Vie en Formation) dont je faisais partie m'ont aidé à surmonter des petits moments dépressifs : je relisais souvent des Nouvelles contenues dans ce livre ainsi que les lettres de soutien accompagnant le livre !

RENAISSANCE AU TRAVERS DES SAVOIRS NARRATIFS

En février 2011, je suis retourné deux semaines à l'hôpital Gustave Roussy Paris-Villejuif pour la fermeture de la stomie qui, heureusement, s'est bien déroulée, même si recouvrer un transit intestinal normal ne s'effectue pas sans quelques souffrances au niveau de l'abdomen ! Mais j'étais heureux de me débarrasser de cette poche qui se décollait parfois en marchant !

Ayant un jardin public proche de mon appartement de Rennes, j'y marchais chaque jour et je me souviens du premier printemps : jamais je n'avais été à une telle écoute de la nature, renaissant après des semaines d'hiver : c'était comme dans un film au ralenti où je voyais les bourgeons s'ouvrir pour donner naissance aux feuilles. Bref, je vivais une sorte de « re-naissance » et je me sentais en totale harmonie avec ce renouveau printanier ! Il m'est même arrivé d'enserrer un tronc de chêne dont je percevais les vibrations dues vraisemblablement à la montée de la sève ! Demeurant quelques minutes en « communion » avec ce chêne auprès duquel je trouvais aussi calme et sérénité, j'avais l'impression de me sentir enfin « vivant » après cette épreuve ! J'ai ressenti aussi cela quand j'ai pu retourner marcher dans une forêt, comme celle de Brocéliande en terre de Bretagne :

> « *Brocéliande, c'est un silence*
> *que le soleil du matin*
> *illumine de milliers d'étoiles !* »
> (Leray, 1986, p. 53)

J'avais écrit ce poème alors que je me reposais d'une marche matinale dans une clairière remplie d'ajoncs (qu'on appelle « jans » dans ma langue gallèse de Bretagne) avec des toiles d'araignées perlées par la rosée du matin. Ces perles de rosée accrochées aux toiles d'araignées scintillaient au soleil levant comme des milliers d'étoiles ! Je me sentais vraiment en « communion » dans cette clairière, en symbiose avec tous les végétaux vivants qui la peuplaient !

En même temps, j'acquérais des savoirs sur cette nature tout en consultant Internet et je commençais à réécrire dans mon blog : notamment un texte de remerciements à toutes celles et tous ceux que j'avais côtoyés à l'hôpital, ainsi que des poèmes pour les enfants cancéreux que j'avais rencontrés à la fin de mon deuxième séjour à l'Institut Gustave Roussy. Quelques années auparavant, la professeure Martine Lani-Bayle m'avait invité à participer au jury de la thèse de la Brésilienne Sandra Vasconcelos, thèse sur des enfants cancéreux dans un hôpital du Brésil à Fortaleza. En discutant avec ces enfants de l'hôpital de Paris-Villejuif, je pensais fortement au travail de Sandra et j'ai relu sa thèse à mon retour ! Un sacré clin d'œil à mon parcours de vie que je n'aurais jamais imaginé lorsque je faisais partie du jury de sa thèse en sciences de l'Éducation à l'Université de Nantes !

Depuis, je suis justement retourné intervenir à l'Université de Fortaleza en 2015, ainsi qu'à l'Alliance Française pour la sortie de mon premier livre de poèmes-haïkus bilingues portugais-français intitulé *Amor do Mar/Amour de la Mer* paru aux Éditions L'Harmattan, coll. Encres de Vie, en 2015. Ensuite, j'ai été invité par l'Alliance Française de Recife à donner une conférence sur l'importance des Récits de Vie interculturels et, le soir, lors de la présentation de mon livre de poésies à la Médiathèque de l'Alliance Française de Recife, j'ai rencontré notamment la poétesse Andrea Campos qui m'a invité à co-écrire un livre de poèmes bilingues avec elle. Nous l'avons appelé *Correspondência/Correspondance* car ces poèmes sont nés non seulement de notre correspondance épistolaire par Internet, mais aussi de ses encouragements à continuer de mettre des « mots sur mes maux pour guérir complètement » !

En même temps que mon regard porté sur les autres changeait, celui porté sur moi-même évoluait. Chemin faisant, j'ai aussi perfectionné ma connaissance de la langue portugaise tout en acquérant un peu l'art de la traduction, qui n'est jamais totalement une transposition mot à mot, phrase par phrase, vers par vers, de deux langues. Ce travail sur la traduction a beaucoup intéressé le directeur du Centre de Recherches Sociolinguistiques sur les Francophonies (CERESIF) dont je continue à faire partie pendant ma retraite, car ces collègues universitaires ont su trouver les mots qui m'ont aidé à reprendre le chemin de la recherche sur les histoires de vie, notamment dans ma langue régionale le Gallo. Il en résulte que, depuis l'année 2017, je participe au Comité de rédaction d'une Encyclopédie de la Haute-Bretagne dont je coordonne la partie sociolinguistique en lien avec l'Institut du Gallo récemment créé avec l'appui du Conseil Régional de Bretagne.

J'ai aussi pris conscience de la « médiation de mes voyages » dans mon écriture de poèmes ! C'est d'ailleurs devenu le titre de l'un de mes articles et d'une conférence que j'ai donnée à l'Espace du Journal *Ouest-France* de Rennes. Autrement dit, j'ai acquis progressivement une meilleure connaissance de moi-même, j'en ai d'ailleurs discuté avec le Professeur Elias de Paris-Villejuif qui continuait à me suivre à raison de deux consultations par an après chaque scanner. En lui offrant mon livre de poésies *Amor do Mar*, je lui ai fait part dans ma dédicace de toute ma gratitude envers lui pour cette vie retrouvée grâce à sa chirurgie et au protocole qu'il avait mis au point pour sauver les personnes atteintes de ce cancer du péritoine heureusement rare. Il m'a interrompu en insistant sur le fait que j'étais moi aussi responsable pour peut-être plus de cinquante pour cent de ma guérison ! Il en voulait pour témoignage mes trois livres écrits depuis cette guérison et il a pris note de ceux-ci car il voulait les lire avant de partir à une Conférence à São Paulo où il venait d'être invité à communiquer sur ses recherches en cancérologie. C'est surtout lors de ces dialogues avec ce Professeur que j'ai pris conscience de l'intérêt de ces échanges réciproques de savoirs entre patient et soignant. Tout rapport au savoir constructif nécessite un dialogue s'appuyant sur des récits ainsi que le montre E. Goffman (1987), le récit de vie participe d'une co-construction.

JUSQU'AU BOUT DE LA VIE : RE-NAÎTRE PERSONNELLEMENT ET SOCIALEMENT

Pendant les « voyages » effectués lors de mon « coma artificiel » réalisé pour aider à supporter la douleur, j'ai rencontré à plusieurs reprises un être de lumière voyageant sur une bicyclette, accompagné de deux jeunes eux-mêmes à bicyclette qui me montraient un chemin infini et lumineux. À ma sortie de coma je ne les ai revus qu'une fois s'évaporant dans une lumière intense, sans se retourner vers moi, comme si j'avais refusé de les suivre ! La psychologue que l'hôpital de Rennes a mis à ma disposition à mon retour pendant un an m'a beaucoup aidé à ce sujet (elle n'a pas hésité à me dire que j'avais fait « une sorte d'expérience de la mort ! »). Mais elle m'a surtout permis de prendre conscience de l'importance qu'avait eu dans ma vie la mort de mon oncle au Mont Saint-Michel alors qu'il était parti par un matin ensoleillé à bicyclette accompagné de deux amis qui sont morts, eux aussi, dans les sables mouvants de la baie du Mont Saint-Michel située à quarante kilomètres du village où je suis né le 4 mai (cet oncle mort à 18 ans était né, lui aussi, un 4 mai dans le même village). Bien sûr, j'en ai beaucoup entendu parler pendant mon enfance à tel point que des voisins l'ayant connu comparaissaient parfois son visage avec le mien ! Alors que je vivais à quarante kilomètres de la mer, j'ai eu l'interdiction par ma mère de m'y rendre jusqu'à douze ans : j'en parle longuement dans le Préambule de mon livre de poèmes-haïkus *Amor do Mar/Amour de la Mer*. En effet, ainsi que je l'écris dans le préambule de mon livre (2016, p. 37) : « ce drame à la fois familial et communautaire qui allait m'accompagner durant toute mon enfance (ma mère pleurant souvent la perte de son frère qui me ressemblait étrangement sur une photo qu'elle me montrait de lui) ... jusqu'à ce que je découvre enfin cette Mer apparaissant derrière les remparts de Saint-Malo ! » :

MARCHER À TA RECHERCHE

« *Mer, j'ai marché à ta recherche*
Je me suis incliné pour te voir
Et je n'ai vu que ma mère pleurant... »
(Leray, 2016, p. 43)

Cette psychologue qui, lorsque j'ai pris congé d'elle, m'a aussi dit que je lui avais narré mon « expérience de mort-renaissance », m'a aidé à acquérir certains savoirs sur moi-même que je ne soupçonnais pas et qui me permettent aujourd'hui de continuer une vie à la fois personnelle et sociale renouvelée puisque, depuis ma « re-naissance », j'ai donné de nombreux Récitals de poésies bilingues devant beaucoup de spectateurs. En étant le plus souvent accompagné par différents musiciens : joueurs de « bouëze » ou accordéon diatonique en Haute-Bretagne (Rennes, Fougères, Parcé, par exemple à la Maison du Patrimoine de Haute-Bretagne ou Granjagoul...), guitare, violon, accordéon au Ty Anna dans le cadre du Festival Culturel Breton Sevenadur et avec des Associations brésiliennes à la MJC Bréquigny, à Nice dans le cadre du Festival Yemanja, ainsi que dans de nombreuses Alliances Françaises au Brésil, telles que celles de Rio, Niteroi, Fortaleza, Recife... avec des artistes (musiciens et poètes) lors d'un Festival interculturel sur l'île de Paqueta au large de Rio de Janeiro et même en janvier 2018, avec un groupe culturel à Niamey, au Niger. Ainsi s'est-il développé d'autres « Tissages et Métissages » avec d'autres regards sur le monde, l'environnement à la fois proche et éloigné. J'ai fait partie aussi, dès la sortie de l'hôpital, d'une association de patients de ce cancer rare du péritoine mais, à l'époque, cela ne m'a guère aidé. Peut-être leur aurais-je au moins donné l'envie d'écrire des récits puisque je suis retourné récemment sur leur site qui, aujourd'hui, a mis en ligne quelques témoignages de patients. J'envisage maintenant de retourner dans cette association de patients cancéreux, afin de les aider à partir de ces récits qu'ils commencent à écrire, à développer des interactions co-formatives dans le cadre du suivi thérapeutique : nous avions déjà discuté de cette nécessité d'échanges de savoirs entre soignants et soignés du cancer par une écoute réciproque avant le départ du Professeur Elias pour sa conférence à São Paulo en 2017.

En reprenant la belle formule « Tissage et Métissage » de mots, formule employée par Marie-Odile de Gisors dans son livre *Veilleurs de Vie* (2009, p. 47), j'avais aussi relu ce que j'avais écrit dans la Préface de son livre, à savoir que « lire ces récits biographiques et poétiques [de Marie-Odile] est une bouffée d'oxygène » permettant de :

« *Laisser émerger*
les mots pétris des années d'enfance,
les mots qui font place au ressenti,
les mots qui font image,
les mots qui deviennent
des mots-passerelles
vers le cœur de soi
et le cœur de l'autre,
au cœur même du cosmos... »
(Cf. ma Préface, 2009, p. 9)

Je parle volontiers de transmission d'énergie à propos des mots poétiques, d'où l'importance de l'oralité et, par conséquent, de l'utilisation de la voix qui amplifie le signifiant du mot, par exemple lors d'un récital poétique.

En ce qui me concerne, l'oralité et l'écriture se complètent dans mon parcours de vie. C'est aussi la première fois, depuis cette épreuve du cancer de 2010, que j'écris de nouveau dans la Revue *Chemins de formation* et, notamment, sur cette maladie vécue entre épreuves et récits m'ayant conduit à une reconstruction, à la fois personnelle et sociale, de ma vie.

Plus encore qu'en 2004 ou 2009, lors de l'écriture de mes articles sur les thématiques du Journal de bord et du Carnet de voyage, ainsi que de « L'estime de soi et formation » (cf. mes références bibliographiques), j'ai pris conscience que mon écriture participe de ma formation tout au long de ma vie. Cela est tout autant vrai pour mon écriture de poésies que celle d'articles universitaires. Celle-ci me permet aussi de faire le lien avec mes travaux de recherche sur le rapport aux savoirs, notamment au carrefour interculturel de différentes disciplines universitaires (sociolinguistique et sciences de l'éducation…), mais aussi de compétences qui se révèlent dans les différents environnements socioculturels de la vie, ainsi que lors des évènements qui jalonnent un parcours de vie.

BIBLIOGRAPHIE

GOFFMAN, E. (1987), *Façons de parler*. Paris : Éd. de Minuit.

HEUET, S. (2010), *La petite bibliothèque maritime idéale*. Paris : Arthaud.

LERAY, C. (1986), *Antamas / D ' abord des personnes*. Rennes : Lian-Bretagne gallèse, réédition 2017.

LERAY, C. (2009), « Regards croisés d'enfants et d'adultes dans une communauté de base brésilienne », *Revue Chemins de Formation, Estime de soi et Formation*, n° 14, p. 154-160.

LERAY, C. (2009), Préface au livre de Marie-Odile de Gisors, *Veilleurs de Vie - Rencontres en tendresse*. Paris : Éd. L'Harmattan, collection Histoire de Vie & Formation, p. 9-14.

LERAY, C. (2015), *Amor do Mar/Amour de la Mer*. Louvain-la-Neuve et Paris : Éd. L'Harmattan, coll. Encres de Vie.

LERAY, C., CAMPOS, A. (2016), *Correspondência/Correspondance*. Recife : Editora Fasa.

VASCONCELOS, S. (2003), *Penser l'école et la construction des savoirs. Étude menée auprès d'adolescents cancéreux au Brésil*. Thèse de Doctorat (sous la dir. de M. Lani-Bayle), Université de Nantes.

Pour en savoir plus :

BERGIER, B., BRETON, H. (2017), Éditorial, *Revue Chemins de formation au fil du temps*, n° 21, p. 7-12.

BERNARD, M.-C. (2013), « Intégration de questions socialement vives (QS) en cours de biologie par des enseignants et enseignantes du collégial et du lycée », *Canadian Journal of Science, Mathematics and Technology Education*, vol. 13 n° 4, p. 386-399.

BRETON, H., ROSSI, S. (2017), « Récits de vie, réciprocité des savoirs et éducation thérapeutique du patient », *Médecine des maladies métaboliques*, vol. 11, issue 7, p. 612-615.

BRETON, H. (2017), « Expériences du temps au cours de l'activité biographique en formation d'adultes », *Chemins de formation au fil du temps*, n° 21, p. 45-56.

CHARLOT, B. (1997), *Du rapport au savoir : éléments pour une théorie.* Paris : Anthropos.

CZERNIAWSKA, O., SLOWIK, A. (2015), *Trajets de formation et approche biographique, Perspectives française et polonaise.* Paris : Éd. L'Harmattan, coll. Histoire de Vie & Formation.

GALVANI, P. et *al.* (2011), *Moments de formation et mise en sens de soi.* Paris : Éd. L'Harmattan, coll. Histoire de Vie & Formation.

LANI-BAYLE, M., PINEAU, G., SCHMUTZ-BRUN, C. (2012), *Histoires de nuits au cours de la vie.* Paris : Éd. L'Harmattan, coll. Histoire de Vie & Formation.

LANI-BAYLE, M., MILET, E. (2012), *Traces de vie. De l'autre côté du récit et de la résilience.* Lyon : Éd. Chronique Sociale.

LERAY, C., LORAND, E. (1995), *Dynamique interculturelle et Autoformation, Une histoire de vie en pays gallo.* Paris : L'Harmattan, coll. Défi-Formation.

LERAY, C., LECABEC, E. (1998), *Études dirigées et aides à l'Autoformation.* Rennes : CNDP, collection Documents, Actes et Rapports pour l'Éducation.

LERAY, C. (2008), « Historia de Vida intercultural em Formação de Professores », *Revista Educação e Contemporaneidade*, Universidade do Estado da Bahia, vol. 17, n° 29, 43-50.

LERAY, C., HAMEY-WAROU, F. (2014), *L'Arbre à Palabres & à Récits – De l'Afrique au Brésil en passant par la Bretagne.* Paris : Éd. L'Harmattan, coll. Histoire de Vie & Formation.

NIEWIADOMSKI, C. (2012), *Recherche biographique et clinique narrative – entendre et écouter le sujet contemporain.* Paris : Éd. Érès.

PINEAU, G. (1984), « Sauve qui peut ! La vie entre en formation permanente. Quelle histoire ! », *Éducation permanente*, n° 72-73, p. 15-24

PINEAU, G., LANI-BAYLE, M., SCHMUTZ-BRUN, C. (1996), *Histoires de morts au cours de la vie.* Paris : Éd. L'Harmattan, coll. Histoire de Vie & Formation.

RICŒUR, P. (1990), *Soi-même comme un autre.* Paris : Éd. du Seuil.

ROBIN, J.-Y., WALLENHORST, N. (2017), « Présentation du numéro – dossier : Décélérer pour Apprendre ? », *Chemins de Formation*, n° 21, p. 13-16.

VASCONCELOS, S., HOLANDA, S., BRAGA, M. (2014), « Autonarrativas em Redes Sociais : a relação discursiva na vivência de situação traumatica », *Revista Cientifica on line - Tecnologia, Gestão e Humanismo*, vol. 3, E1, 5-31.

PARTIE 4

VARIA

DU SILENCE DE LA SOUFFRANCE À LA PAROLE DES PATIENTS[1]

Pierre DOMINICÉ

Résumé : L'approche scientifique qui monopolise la pratique médicale tend à maintenir les patients dans une posture de silence sans réaliser que l'accès à la parole peut non seulement devenir pour les patients un support thérapeutique, mais que le récit basé sur l'expérience d'être malade peut contribuer à la connaissance médicale. Les approches alternatives constituent actuellement un défi pour une pratique médicale trop commandée par les lois d'une connaissance restée principalement biomédicale. La formation à l'écoute du patient devrait devenir une compétence de base de manière à ce que les personnels soignants sachent faciliter chez leurs patients l'expression d'une souffrance trop souvent enfouie dans les secrets de la vie privée.

Mots-clés : médecine scientifique, éducation thérapeutique des patients, silence et écoute, récit biographique de santé.

[1] Cet article est paru dans : Dominicé, P. (2010), « Écouter la souffrance, entendre la violence », *Le sujet dans la cité, Actuel*, 2010/1, p. 107-119.

LA SOUFFRANCE PRISE DANS L'ENCLOS DE LA PENSÉE MÉDICALE

Le paradigme qui domine, actuellement, la pratique de la médecine scientifique a notamment pour effet de minimiser l'écoute de la souffrance vécue par les malades. Les médecins ne sont bien évidemment pas indifférents à ce que vivent leurs patients, mais l'attention qu'ils portent à leur souffrance est captive des données fournies par les examens à partir desquels ils établissent leur diagnostic. Les progrès issus de la recherche sont indéniables et les traitements appliqués aux patients aboutissent fréquemment à des résultats remarquables. Plus la maladie est grave, mieux elle est identifiée. En revanche, les répercussions qu'ont dans la vie des patients les diagnostics dont ils sont l'objet et les traitements qui leur sont prescrits ne suscitent pas une réflexion clinique suffisante. Dans le travail médical courant, les cas d'urgence sont pris davantage au sérieux que l'accompagnement de personnes atteintes de maladies chroniques ou de troubles psychosomatiques. Un nombre croissant de patients reçus par des généralistes, mais dont les souffrances ne justifient pas une hospitalisation d'urgence, se plaignent de devoir attendre très longuement avant d'obtenir un rendez-vous chez un spécialiste. Fréquemment insatisfaits des consultations qu'ils ont sollicitées, les patients partagent avec leurs proches le sentiment de ne pas avoir été vraiment entendus par leur médecin. Dans une forte majorité de cas, les souffrances et les signes de malaise qui alertent les patients et les poussent à consulter proviennent d'une globalité de facteurs qui coïncident mal avec le découpage imposé par les catégories nosographiques que le milieu médical est habitué à prendre en considération. Ce constat est d'autant plus préoccupant que, selon des études récentes, une grande majorité de patients souffrant de troubles d'origine psychosomatique, difficiles à repérer et que leurs médecins sont mal préparés à analyser, optent pour des traitements alternatifs.

Comme nous l'avons indiqué avec un de mes collègues, ancien professeur de médecine, dans un ouvrage récent (Dominicé & Waldvogel, 2009), la plupart des patients s'inscrivent dans trois cercles que différencient trois territoires de la pratique médicale : celle qui est clairement cataloguée, celle qui se définit dans la conjonction de troubles psychiques et somatiques et celle qui est caractérisée par un mal-être flou ne pouvant être véritablement assimilé à une maladie. La souffrance de nombreux patients qui consultent régulièrement se heurte ainsi au constat répété d'absence pour maladie déclarée établi par leurs médecins. Après avoir pris soin de procéder à une série d'examens, ceux-ci annoncent à leurs patients, avec une expression de réel soulagement destinée à les rassurer, que rien n'est grave. Le patient est alors renvoyé à la souffrance qu'il continue d'éprouver avec la charge de la supporter ou de s'en préoccuper autrement.

Alors que le corps médical se compose de spécialistes très qualifiés, disposant d'outils de plus en plus sophistiqués pour fonder un diagnostic, un nombre croissant de patients doit apprendre à « souffrir en silence », pour reprendre une expression qui a accompagné la jeunesse de plusieurs d'entre nous. Les démarches de patients, effectuées auprès de soignants se présentant comme spécialiste de l'énergétique chinoise, comme ostéopathe ou comme nutritionniste, proviennent de personnes insatisfaites qui réclament d'être mieux entendues, leur souffrance devenant parfois intolérable. Le succès des médecines alternatives résulte ainsi en grande partie d'un désarroi ressenti par de nombreux patients qui refusent de se taire face aux conclusions de la médecine scientifique. Fréquemment convaincus par le bienfait des démarches entreprises, ils recommandent à leur entourage ce genre de consultation. L'atténuation de la souffrance ressentie, parfois même sa disparition, contraste avec l'impuissance avouée des médecins lors de consultations antérieures. Bien que la tradition des « rebouteux » soit largement répandue, ces démarches parallèles requièrent une large ouverture d'esprit et des moyens financiers qui ne sont pas toujours à disposition de ceux qui pourraient en bénéficier, l'absence de prise en charge de ces démarches par les assurances sociales limitant parfois leur accès. La contradiction est cependant très frappante : au moment où les exploits de la médecine scientifique sont portés aux nues par les Médias, un nombre significatif de patients se trouvent dans l'obligation d'apprendre à découvrir par eux-mêmes les moyens d'apaiser leurs souffrances.

Bon nombre de nos contemporains font les frais d'une telle contradiction. Dans le domaine médical, une distance croissante sépare les progrès de la recherche scientifique des pratiques cliniques courantes. L'approche biomédicale ne prend véritablement en compte la souffrance des patients que lorsque celle-ci se présente comme une des composantes de la maladie. Dans la structure hospitalière genevoise, la douleur désigne par exemple une unité de soins qui a pour mission d'atténuer la souffrance excessive éprouvée par des patients hospitalisés. La souffrance est alors prise en compte en tant que manifestation de la maladie, sans être rapportée au vécu quotidien du patient. Dans une recherche conduisant à mieux définir la spécificité du savoir propre à l'activité infirmière de spécialiste clinique (Dominicé, Favario & Lataillade, 2000), nous avons même pu vérifier que le terme de souffrance ne faisait pas partie du vocabulaire courant employé par les personnels hospitaliers.

Ce silence portant sur la souffrance éprouvée par les patients est une des résultantes de l'emprisonnement scientifique de la pensée médicale. La souffrance ne désignant pas une maladie, celui qui souffre n'est pas considéré comme un malade. Ceci explique pourquoi la plupart des personnels agissant dans le domaine de la santé sont aussi mal préparés à comprendre la souffrance psychique des patients. Touchés dans leur humanité par le malade qu'ils contribuent à soigner, les médecins, comme les infirmières, sont certes sensibles aux réactions et questions de leurs patients. Lors d'opérations chirurgicales qui pourraient avoir des conséquences graves quant à la survie des patients, ou lors de traitements de longue durée, une relation, parfois même une sorte d'« alliance thérapeutique », se crée entre le patient et ceux qui le soignent. Les témoignages de malades en font souvent état, mais le savoir en jeu dans ces efforts d'accompagnement ne fait pas partie, pour le soignant, de ce que je nomme « la pensée médicale ». La connaissance, de nature physiopathologique, qui dispose de lois et s'appuie sur des preuves, ne saurait, pour le milieu médical, comme, par effet d'écho, pour le milieu infirmier, être considérée au même niveau que le respect attribué au patient. Le savoir relationnel est pris au sérieux en tant que sagesse professionnelle ou fait partie de ce que d'aucuns nomment l'art du métier. La connaissance découlant de l'expérience clinique ne peut, cependant, être validée au même titre que celle qui doit assurer le fondement de décisions médicales jugées incontestables. La souffrance cataloguée dans les manuels médicaux ne correspond pas à celle que les médecins rencontrent en consultation. Même si, comme l'affirmait, à titre d'exemple, un médecin généraliste, la norme dite d'"Evidence based medicine" s'applique très mal aux différents patients traités dans son cabinet, la connaissance clinique qu'il a acquise, en tant que médecin, au cours de plusieurs décennies de pratique, n'est pas en mesure d'enrichir la pensée médicale. Ce fossé existant entre la connaissance scientifique issue des laboratoires et le savoir provenant de l'expérience professionnelle porte atteinte à la pertinence des pratiques médicales actuelles. La conception académique de la formation est, en grande partie, responsable de cette dissociation.

LA SOUFFRANCE ABANDONNÉE AU SILENCE DANS L'ESPACE SOCIAL

Les souffrances de la vie quotidienne appartiennent au territoire de la vie privée. Seule l'intimité autorise à en parler. Le silence se manifeste, en conséquence, socialement, sous forme d'espace protégé de la souffrance. Comme si un pacte social tacite faisait loi pour restreindre l'émergence de la parole. Contenue dans le silence de la vie personnelle, la souffrance découlant d'une phase de maladie ou de l'atteinte d'une maladie chronique a d'autres conséquences. Elle favorise l'anxiété et vient perturber la vie sociale. Les hommes, davantage que les femmes, contribuent à cultiver ce règne du silence qui opprime la souffrance. Cette tendance, générale dans nos sociétés, n'est pas sans effet sur la santé. Elle peut avoir des répercussions sur l'organisme sous forme de douleurs somatiques. La souffrance mentale réclame de l'attention et mobilise beaucoup d'énergie. Ce phénomène d'intériorisation de la souffrance, qui stagne dans un silence individuel, varie évidemment selon les cultures et la disponibilité des proches. Il atteint, toutefois, même les plus loquaces et n'épargne pas non plus les intellectuels pour lesquels la parole est valorisée en tant que composante de la compétence professionnelle.

La souffrance est définie, tout au long de cet article, de manière très large. Elle couvre des territoires différents de l'existence. Elle se manifeste en profondeur, bien au-delà des simples difficultés à résoudre au quotidien. Tout en reconnaissant la profondeur de la souffrance rencontrée dans des situations dramatiques de survie, celle qui atteint des couches de plus en plus importantes de la population et qui découle des grands problèmes de l'heure comme le chômage, l'exiguïté et l'insalubrité des logements ou les carences d'une nourriture suffisante et saine, va au-delà, telle qu'elle est entendue ici, des conditions de vie des plus démunis. Dans nos sociétés, les marginaux les plus atteints matériellement ne sont pas les seuls à souffrir. De même, il est évident que dans la plupart des régions démunies du monde, en particulier celles que nous désignons actuellement par les régions du Sud, la souffrance fait partie du quotidien de larges couches de la population. Le taux de mortalité, pour ne prendre qu'un indicateur, le met en évidence. Sans nier cette ampleur de la souffrance subie par des populations confrontées à des conditions de vie dramatiques, il serait erroné de passer sous silence d'autres faces de la souffrance, celles qui se manifestent, par exemple, dans nos sociétés, autour de la santé, des conditions de travail, des relations interpersonnelles.

Cette dimension plus psychique et mentale que matérielle de la souffrance est encore socialement trop ignorée. Elle manque de voies d'accès à une parole entendue et partagée dans des relations significatives appartenant à l'environnement interpersonnel. Il existe certes un immense travail d'aide, d'accompagnement, de conseil, mais, comme dans les cabinets médicaux, l'expression de la souffrance se heurte souvent, dans ces pratiques, à toutes les codifications que sont tenus de respecter les professionnels qui s'y consacrent. Des directives administratives limitent, en outre, de plus en plus le temps d'écoute et le manque de prise en compte des décalages culturels et sociaux brouillent les voies de la communication. Nous sommes ainsi confrontés au paradoxe suivant : la recherche active de solutions rapides, provoquée en partie par le souci de réduction des coûts dans le champ de l'aide psychosociale, a tendance à modéliser les pratiques d'accompagnement et à freiner la créativité qui pourrait émerger de nouvelles modalités d'attention accordées au silence de la souffrance d'autrui.

Tous ceux qui ne parviennent pas à parler de leur résistance au rythme et aux contrôles imposés par le fonctionnement actuel de la société courent le risque d'en devenir malades. Les plus instruits font l'effort de chercher, dans un accompagnement thérapeutique, le recours à un soutien qui leur est devenu nécessaire. Les moins avertis ou ceux qui n'en ont pas les moyens se contentent de consultations médicales qui, pour être trop brèves et trop axées sur la maladie, ne leur donnent pas vraiment l'occasion d'être entendus. Restent les proches, les collègues ou les amis qui, le plus souvent, écoutent d'une oreille distraite et ont crainte de donner suite à ce qui leur est confié.

Au moment où la fréquentation significative de démarches thérapeutiques alternatives et souvent associées à des disciplines personnelles – comme celles que proposent, par exemple, le yoga, un régime alimentaire ou la méditation – constitue un défi pour la pratique médicale, il devient urgent que les généralistes soient formés à l'écoute psychosociale de manière à offrir à leurs patients un autre accès à la parole. Ceux-ci seraient alors écoutés non en fonction de maladies éventuelles qu'ils pourraient avoir, mais principalement à partir des difficultés dont ils souffrent. La notion de souffrance est donc bien entendue au sens large d'une population qui a tendance à s'accroître, consulte fréquemment et tente souvent de faire face aux difficultés de la vie à l'aide de médicaments tels que somnifères ou tranquillisants. Sous l'effet de la dureté du travail, des conflits inhérents à la collaboration et de l'augmentation de la charge mentale – bien des études le montrent –, la souffrance contient ses pesanteurs quotidiennes, plus ou moins tolérées comme dimensions inhérentes à l'activité professionnelle. Comme beaucoup de formateurs ont l'occasion de le constater lors de stages ou de journées d'études, les temps accordés à l'expression des divers malaises ressentis par les participants font jaillir une souffrance qui se manifeste avec force. La parole, autorisée en formation, sert souvent de levier pour permettre à la souffrance de ne plus être emprisonnée dans le silence.

La pratique des histoires de vie en formation a mis en évidence la portée que peut avoir le récit dans une réflexion menée par l'apprenant sur son parcours éducatif. Il pourrait sans doute en aller de même du récit de la souffrance du patient en regard de sa santé. Sur la base des observations portant sur la pratique médicale courante, il semble toutefois que la consultation en cabinet ne se révèle pas être le cadre adéquat pour que le patient entre dans des formules de récit concernant son histoire de malade. Invité à répondre aux questions qui lui sont posées, il subit les examens qui lui sont proposés. Impressionné par la mise en scène offerte par la consultation, il peine à trouver les mots qui lui donneraient l'occasion d'en dire plus. Des années de collaboration en milieu hospitalier avec des soignants engagés dans l'éducation thérapeutique de patients atteints de maladies chroniques, ainsi qu'un travail de longue durée, tant d'enseignement que de recherche, avec le personnel infirmier m'ont toutefois montré que, face aux réussites comme aux carences du monde hospitalier, il s'avérait possible de donner une place à des démarches novatrices. Les formes d'un récit possible du patient comme enjeu thérapeutique restent donc à inventer. Celles-ci se justifient d'autant plus que la pratique scientifique de la médecine continue à laisser de côté tant l'apport clinique de la relation entre médecin et patient que le rôle que peuvent jouer les patients dans la prise en charge de leur santé.

DES PÔLES CONTRADICTOIRES À RAPPROCHER

Plusieurs chercheurs, tout en étant soucieux de préserver l'héritage scientifique de leurs disciplines, parviennent enfin à balbutier des idées novatrices de rapprochement transdisciplinaire qui devraient permettre de dépasser des antagonismes doctrinaires toujours présents. L'approche transdisciplinaire oblige à interroger des territoires de la pensée dont la légitimité semble acquise et à mettre ensemble des facettes théoriques d'un questionnement qui, pour beaucoup, s'exclue. Dans le cas des patients, il n'y a pas d'un côté une connaissance précise de la maladie et de l'autre des idées généreuses portant sur la part de prise en charge à attribuer aux malades. La souffrance des patients ne représente pas un à-côté de la maladie, difficile à quantifier. Elle fait partie de ce à quoi le malade ne peut échapper. Cette souffrance, douloureuse pour le malade, n'est pas non plus soit condamnée au silence, soit soulagée par des formules d'accompagnement thérapeutique. Comme l'indiquent des pratiques récentes, mais en voie d'expansion, d'éducation thérapeutique des patients, l'accès à la parole se construit dans la singularité de démarches qui prennent en compte les caractéristiques propres à chaque patient. Il nécessite, de la part des soignants, une volonté et une qualité d'écoute qui, progressivement, découvrent la subtilité d'échanges adaptés à ce qui est véritablement vécu par chaque patient.

Comme je l'ai à maintes reprises souligné (Dominicé, 2008), l'anamnèse, généralisée dans la pratique médicale, repose sur une structure d'entretien qui se distingue de la pleine liberté de parole accordée au récit de biographie éducative pratiqué en formation. Lorsqu'en consultation ou à l'hôpital, les patients répondent aux questions qui leur sont posées quant à leur santé, ils prennent appui sur le langage qui leur est proposé et, souvent, ils hésitent à donner une réponse faute d'être convaincus que celle-ci corresponde à l'information attendue par les soignants. Lorsque les patients lèvent le voile sur un registre plus personnel de souffrance qu'ils ne parviennent pas toujours à s'avouer à eux-mêmes, il leur est souvent difficile de trouver « les mots pour le dire ». La prise de parole n'est jamais acquise. Faciliter l'accès à la parole requiert de la part des soignants un haut niveau de professionnalisme. La recherche menée dans un hôpital universitaire avec des infirmières spécialistes cliniques (Dominicé et *al.*, 2000) nous l'a bien montré. Cet extrait du témoignage d'une infirmière l'indique clairement : « Être en relation implique d'être avec le patient dans la vérité » :

La subtilité relationnelle qui donne l'occasion au patient de sortir du silence est d'une grande complexité. Elle exige, comme le souligne cette infirmière, « d'être dans la vérité ». Le soignant n'a pas le statut de psychothérapeute. La souffrance du patient est d'abord provoquée par son état de santé. Toute ébauche de récit, qui met des mots sur sa condition de malade, doit être considérée comme un commentaire formulé de manière complémentaire au contenu du diagnostic et qui reste toujours associé aux termes dans lesquels s'énonce le constat de la maladie. Lorsqu'il y a souffrance, sans maladie déclarée, l'interlocuteur se présente d'abord comme un patient. Nous connaissons cette situation en formation d'adultes. Les difficultés présentées dans les groupes par les participants sont liées à leur vie professionnelle, à leurs frustrations de carrière ou à leurs conflits de collaboration. L'apprenant s'exprime d'abord en fonction des contextes dans lesquels il travaille. De même, le temps de la formation a une destination indissociable du programme ou du cadre institutionnel dont il dépend. Le dialogue qui s'instaure entre formateurs et participants n'est pas d'ordre thérapeutique, mais il ne se limite pas non plus à une volonté didactique. C'est un entre-deux qui est ici revendiqué, l'émergence de la parole n'étant jamais dissociable du silence dont elle tente de se détacher. Si la médecine scientifique est fondamentale pour le traitement d'une maladie, la vie du malade ne se résume jamais au constat de la maladie dont il est atteint. Comme je l'ai écrit à propos d'une jeune femme atteinte d'une maladie cancéreuse : « La maladie appartient au malade. Il ne faut pas que la médecine l'en dépossède... La malade doit être autorisée par les médecins à prendre en charge ce qu'elle est en mesure d'alléger du poids de ce qui lui arrive... La malade peut devenir l'auteure de la résistance qu'elle va opposer à la maladie dont elle est atteinte. La manière dont elle va prendre soin d'elle va l'aider à vivre » (Dominicé et *al.*, 2009, p. 122-123). L'accès à la parole des patients se situe dans une zone d'expression destinée à assurer le maintien de la vie, de se fier à ce qui demeure, selon la belle expression de François Jullien (2005) « le potentiel vital que je suis ».

La connaissance du/de la patient(e) malade, en tant que personne, n'est jamais superflue, ni simplement adjacente. Elle fait partie intégrante d'une connaissance clinique qui tient compte de la singularité des patients. Comme l'écrit très justement Arthur Kleinman (2000) : « the science of pain must include social science interpretation together with biomedical explanation »[2]. Il en va de même dans le domaine de la formation. La connaissance de l ' apprentissage adulte est toujours à reprendre en fonction de la situation singulière ou de l'histoire de vie propre à l'apprenant. Ce rapprochement n'est évidemment pas facilité dans le champ de la santé par la distribution hiérarchique des statuts professionnels, conçue selon les organigrammes de gestion qui font loi dans les hôpitaux. Dans la pratique hospitalière, les savoirs de référence demeurent ainsi, le plus souvent, distribués en fonction des métiers concernés. Cet éclatement du savoir rend très difficile l'appropriation du point de vue d'autres professionnels et, en conséquence, le maintien d'une compréhension globale des patients.

UN COUPLAGE NARRATIF À CONSTRUIRE

La médecine a certes mis en place des pratiques d'anamnèse qui permettent aux médecins d'inscrire les troubles évoqués par les patients dans l'histoire de leur santé. Francis Waldvogel, ancien Professeur de médecine interne d'un hôpital universitaire, précise l'intention de cette anamnèse : « L'anamnèse est guidée par le médecin, afin d'y trouver les indices lui permettant de progresser dans l'intégration de ceux-ci dans les cadres nosologiques qui lui ont été enseignés et qui lui permettent ainsi une certaine systématisation : le mouvement se fait de l'individuel vers une certaine normalisation » (Dominicé et *al.*, 2009). Le récit du patient, visé par l'optique nouvelle de « médecine narrative », cherche au contraire à rendre explicite la singularité vécue par la situation de malade. Il importe

[2] « La science de la souffrance requiert une interprétation fournie par les sciences sociales complémentaire à l'explication biomédicale ». (Traduction libre).

non plus de questionner le patient, mais bien de l'entendre formuler lui-même ce qui occasionne les troubles qui le préoccupent. Il s'agit de l'aider, par une écoute centrée sur ce qu'il vit, à trouver les termes d'un récit qui va dévoiler les faces cachées de sa condition de patient. Le narratif du patient se conjugue avec celui du médecin, comme expression de deux savoirs complémentaires qui donnent accès à une lecture plus globale de la souffrance. Comme l'écrit Trisha Greenhalgh (1999), pionnière de cette approche, « la médecine narrative va ouvrir la voie à la nature narrative de l'expérience de la maladie ainsi qu'à la dimension subjective de l'approche clinique »[3]. Une nouvelle interaction s'ouvre.

Ayant pratiqué pendant de nombreuses années la démarche biographique dans le cadre d'un de mes enseignements universitaires, je connais l'effet suscité chez le narrateur par l'évocation des expériences marquantes de sa vie et, notamment, par la place que prend l'expression subjective de son rapport au savoir dans sa quête identitaire. Sans être en mesure de me référer à une pratique personnelle de « médecine narrative », je défends l'idée de l'apport significatif d'un transfert du récit biographique de l'espace de la formation dans le champ de la santé. Le travail silencieux que tout patient est amené à entreprendre en regard de ses souffrances mérite d'être partagé avec ceux qui ont la charge de le soigner. Priver « la vérité médicale », selon le titre judicieux d'un ouvrage de Louise Lambrichs (1993), de la portée clinique de l'information fournie par le patient, basée sur des années d'expérience de sa santé, peut être considéré comme une violence que s'autorise, à tort, le Canon de l'*Evidence based medicine*. La souffrance des malades ne se limite pas aux significations imposées par les catégories nosologiques. Pour que les patients sachent quoi faire de ce qui leur arrive et parviennent à trouver des solutions qui vont les aider à vivre, encore faut-il qu'ils restent auteurs de leur santé. Lorsque le pouvoir des médecins se présente dans l'absolu de leurs connaissances, il n'échappe pas à une forme de violence. Les médecins n'aiment pas avouer leurs doutes et malheureusement, ce sont, souvent, les patients eux-mêmes qui leur demandent de leur livrer des données précises et des diagnostics clairs. Il est vrai que pour la plupart des patients, « l'éducation thérapeutique » ne va pas de soi. Elle réclame

[3] Traduction libre de « the narrative nature of illness experience and the intuitive and subjective aspects of the clinical method ».

des temps d'apprentissage. Au-delà des exigences liées au traitement, il y a aussi la question du sens de la maladie, ce que Thierry Jannsens (2006) appelle « la solution intérieure ». La narration accorde alors une part au silence.

QUAND LE SILENCE PREND LA PAROLE

La maladie est le véritable ennemi que la médecine cherche à combattre. Face aux résultats d'examens qui en prédisent le verdict, à la brutalité de son intrusion dans la vie d'un aîné, d'un jeune, d'un enfant, au bouleversement affectif et social qu'elle déclenche autour d'elle, l'annonce de la maladie impose une violence qui, dans un premier temps en tous les cas, réduit au silence ceux qui en sont les victimes. Ce qui s'énonce dans un diagnostic a des répercussions auxquelles les médecins apprennent à s'habituer, mais que chaque patient doit affronter personnellement. Devenir subitement un malade a un effet de choc qui vient briser la confiance en la vie.

> « Cette jeune femme est encore très jeune pour avoir subi une opération qui lui a enlevé la tumeur qui grandissait, depuis plus de quatre ans, dans son cerveau. Elle n'a qu'une trentaine d'années. Elle vient de donner naissance à une petite fille, née il y a environ six mois. Elle vit avec son compagnon, du même âge qu'elle, une relation très vivante depuis plusieurs années. Sa thèse de licence en Lettres obtenue récemment lui a permis de devenir enseignante dans les degrés secondaires. En plein essor, heureuse de sa vie, de sa fille, de son couple, de sa famille qu'elle sait très proche, la voilà devenue gravement malade. Elle est donc subitement condamnée à se battre avec la maladie pour affronter le diagnostic qui lui tombe dessus sans prévenir. Les quelques maux de tête qu'elle ressentait étaient sans rapport avec la gravité de son état. Comment accepter ce qui l'attend, comment vivre l'opération, comment entendre ce que le chirurgien lui dira sur la base de ce qu'il va constater. Elle doit, comme son compagnon, sa famille et sa fille qui ne peut que sentir ce qui se passe, se faire à l'idée d'être désormais une malade » (Dominicé et *al.*, 2009).

La violence de cet affrontement avec la maladie qui fait de toute personne un malade, est d'une cruauté qui n'a sans doute pas d'égal. Elle résulte du constat établi par un médecin, mais elle peut aussi être provoquée par un accident. L'imprévu intervient, dans ces cas, avec la force du drame qui oblige la vie à prendre un autre visage. Comment sortir du choc de l'événement pour l'inscrire dans le cours d'une vie qui va s'en trouver modifiée et, peut-être, laissée suspendue à une issue inconnue ? Le silence de la souffrance qui, dans ce genre de situation peut s'imposer à ceux qui la vivent comme une nécessité, ne peut être que respecté. Au nom de quoi faudrait-il absolument parler et quelle parole convient-il de mobiliser ? Le silence peut générer une force de résistance, voire s'avérer thérapeutique.

Dans le monde agité et instable dans lequel nous vivons, la vertu du silence se fait rare. Face à la maladie, à la souffrance qu'elle entraîne, à l'inquiétude qu'elle suscite, le malade est obligé d'accepter ce que la plupart des médecins ont de la peine à comprendre, à savoir que la maladie revêt un sens intérieur qui est à construire indépendamment du traitement imposé en extériorité. Le travail biographique du malade est, à vrai dire, immense. Il est tenu de suivre les prescriptions ou les disciplines qui découlent du traitement. Il est, de plus, contraint à solliciter des ressources personnelles qui vont lui permettre, en tant que malade, de se positionner face à la maladie. Il est tenu de reconfigurer des projets devenus incertains, de redéfinir ses relations, et, surtout, de préciser ce qu'il est en mesure de réaliser dans un quotidien devenu plus instable. Ceci est particulièrement vrai des malades appartenant au premier cercle défini plus haut de maladies déclarées, mais s'applique aussi à des patients atteints de troubles chroniques et davantage psychosomatiques comme ceux qui sont atteints, par exemple, de difficultés respiratoires ou digestives. Quelle que soit la catégorie de malade, lorsque la souffrance s'installe et génère de l'appréhension, il importe de définir la place qu'elle va prendre dans le déroulement de l'existence. En parler avec ceux qu'elle concerne, médicalement comme affectivement et socialement, est absolument indispensable, mais ne doit pas faire oublier pour autant que tout malade doit apprendre à donner place au silence pour apprivoiser sa souffrance.

Nous vivons, dans nos pays occidentaux, une période culturellement marquée par la fin d'une ère religieuse qui a nourri l'espoir de nombreuses générations. Les progrès que nous devons à la recherche scientifique ont contribué à mettre de côté les ressources plus spirituelles qui aident à affronter les épreuves de la vie. Nous avons oublié la place attribuée à la guérison dans les récits bibliques, comme si la seule voie de guérison passait dorénavant par les traitements médicaux. Plusieurs signes annoncent un retour vers d'autres formules de veille. Des questions éthiques fondamentales émergent en raison des prolongements de la vie que permettent de nouvelles conditions d'existence. Nous ne parviendrons, cependant, jamais à repousser l'échéance de la mort. La souffrance que celle-ci déclenche, quasiment toujours, réclame la capacité de se taire autant que de parler. Il est temps que notre propension à tout dominer par la raison laisse une place à la reconfiguration d'héritages spirituels, faits du respect du silence comme de l'autorité de la parole, qui constituent les ressources dont nous avons le plus besoin pour construire un avenir biographique, individuel et collectif, possible dans un monde malade des violences qu'il a engendrées et qu'il ne sait plus comment arrêter.

BIBLIOGRAPHIE

DOMINICÉ, P. (2008), « La santé en tant que dimension de la formation : du récit de vie de l'apprenant au récit du patient », dans Ch. Delory-Momberger & Elizeu Clementino de Souza (dir.), *Parcours de vie, apprentissage biographique et formation.* Paris : Téraèdre.

DOMINICÉ P., FAVARIO, C., LATAILLADE, L. [coord.] (2001), *La pratique des Infirmières Spécialistes Cliniques. Identifier des savoirs spécifiques.* Paris : Seli Arslan.

DOMINICÉ, P., WALDVOGEL, F. (2009), *Dialogue sur la médecine de demain.* Paris : PUF.

GREENHALGH, T. (1999), Narrative based medicine in a evidence based world, *British Medical Journal*, vol. 30, n° 318 (7179), pp. 322-325.

JANNSENS, T. (2006), *La Solution intérieure.* Paris : Fayard.

JULLIEN, F. (2005), *Nourrir sa vie.* Paris : Éd. du Seuil.

KLEINMANN, A. (2000), *The Illness Narratives.* Boston: Harvard University Press.

LAMBRICHS, L. (2003), *La vérité médicale. Claude Bernard, Louis Pasteur, Sigmund Freud, légendes et réalités de notre médecine.* Paris : Robert Laffont.

PRÉSENTATION DES AUTEURS

Camila ALOISIO ALVES
Post-doctorante à l'Université Paris 13/Sorbonne Paris Cité, Laboratoire EXPÉRICE (axe A). Attachée temporaire d'enseignement et recherche à l'Université Paris-Est Créteil – UPEC et professeure en santé publique à la Faculté de Médecine de Petrópolis – FMP/Brésil.
Dans le cadre du Collège International de Recherche Biographique en Éducation, Camila Aloisio Alves co-coordonne l'axe 3 « Le malade dans la cité : biographisation, entourage et normes de vie » et ses recherches interrogent les pratiques de soins dans le contexte des maladies chroniques, la formation et l'autoformation des professionnels de la santé. camila.aloisioalves@gmail.com

Carole BAEZA
Maître de conférences en Sciences de l'Éducation à l'Université de Lille, responsable du parcours éducation en santé et co-coordinatrice du collectif européen CERAFAV sur les vulnérabilités. Ses travaux se situent en anthropologie de l'éducation dans une approche pragmatique et esthétique de soi. Les savoirs narratifs existentiels, écriture sensible, récit de vie, pensée visuelle et santé positive sont actuellement ses thèmes de prédilection. carole.baeza@univ-lille.fr

Elizeu Clementino DE SOUZA
Chercheur 1C CNPq. Boursier CAPES. Docteur dans le domaine de la Science de l'éducation par la FACED/UFB, post-docteur en Sciences de l' éducation par la FEUSP de l' Université Paris 13/Sorbonne Paris Cité. Professeur Titulaire du Programme de Diplôme d' Université en Sciences de l'Éducation et Contemporanéité de l'Université de l'État de Bahia (PPGEduC-UNEB). Coordinateur du Groupe de Recherche (Auto)biographie Formation et Histoire Orale (GRAFHO/UNEB). Chercheur associé au Laboratoire EXPÉRICE (Université de Paris 13/ Sorbonne Paris Cité). Trésorier de l'Association brésilienne de recherche (auto)biographique (BIOgraph). Membre du Conseil d'administration de l'Association Internationale des Histoires de Vie en Formation et de la Recherche Biographique en Éducation (ASIHVIF-RBE). esclementino@uol.com.br

Pierre DOMINICÉ
Professeur honoraire en Sciences de l'éducation à l'Université de Genève. Thèmes principaux de recherche : santé et formation, démarche biographique, évaluation, apprentissage adulte. pierre.dominice@unige.ch

Nadine ESNAULT
Docteure en Sciences de l'éducation et membre du CREN (thème 4) à l'Université de Nantes. Ses communications et travaux interrogent les histoires de vie, l' éducation narrative dans le domaine de la santé. nadesnault@club-internet.fr

Luigi FLORA
Conseiller principal, Université Paris 8-Paris Lumières, France, Centre de recherche du CHU de Montréal (CRCHUM) et Faculté de médecine, Université de Montréal, Québec, Canada, Laboratoire EXPÉRICE, Centre d' Excellence du Partenariat avec les Patients et le Public (CEPPP), Direction Collaboration Partenariat Patient, (DCPP).
ginologic@free.fr/luigi.flora@ceppp.ca

Isabelle GRANGEREAU

Maître de conférences à la Faculté de Sciences Humaines et Sociales de l'Université Catholique de l'Ouest. Elle est responsable pédagogique du Master 2 de Psychologie clinique, parcours clinique du développement, accompagnement et handicap. Ses recherches portent notamment sur la parentalité et sur les processus psychiques à l'œuvre face aux accidents de vie. isabelle.grangereau@uco.fr

Krystel GILLET

Psychologue clinicienne au Centre de Génétique du Centre Hospitalier Universitaire d'Angers ainsi qu'à l'espace Santé/Handicap de l'Université Catholique de l'Ouest. Elle est également chargée d'enseignement à la Faculté de Sciences Humaines et Sociales, UCO. isabelle.grangereau@uco.fr

Christian LERAY

Sociolinguiste associé au Centre de Recherche Sociolinguistique sur les Francophonies (CERESIF de l'Université Rennes 2), membre du Comité de rédaction de l'Encyclopédie de Haute-Bretagne depuis 2017, chargé de la coordination des articles sur la langue et la culture. Membre du Conseil d'Administration et du Bureau de l'Association Internationale des Histoires de Vie en Formation (ASIHVIF), chargé des Relations internationales. christian.leray@asihvif.com

Silvia ROSSI

Docteure en Études Italiennes, membre du Centre de Recherches Italiennes, Université Paris Ouest-Nanterre La Défense (CRIX) et du Collège international de recherche biographique en éducation (CIRBE). Elle a réalisé sa thèse *Écrire le cancer – L'entrée en littérature de l'autopathographie : le cas italien* à l'Université Paris Ouest-Nanterre La Défense. Dans ses recherches, elle s'intéresse à la narration de la maladie et à la médecine narrative. Elle est chargée de cours à l'Université Paris Descartes. silviarossi1980@hotmail.com

Béatrice VICHERAT
Docteure en Sciences de l'Éducation, maître de conférences associée en Sciences de l'Éducation, rattachée au Centre de Recherche du CREF de l'Université Paris-Nanterre. Ses axes de recherche sont en lien avec les apprentissages informels, l'autoformation et les savoirs profanes. Ils s'inscrivent dans le cadre des travaux de l'équipe *Apprenance et Formation des Adultes* (EA 1589). beatrice.vicherat@gmail.com

REVUE *CHEMINS DE FORMATION AU FIL DU TEMPS...*

PRÉSENTATION DES NUMÉROS PARUS

Le premier numéro, rouge, (printemps 2001) porte sur « **l'écriture en chemin** » et ses rapports avec la vie, *via* la formation. Trois écrivains sont venus partager leur expérience avec un public d'amateurs cherchant à être éclairé : Pierre Michon ; Philippe Forest ; Jean-Claude Snyders. Une place virtuelle a été réservée dans la revue à Charles Juliet, empêché, Patrick Rambaud et Pierre Bergounioux, rencontrés peu de temps avant. Suivent des réactions et variations sur le thème de l'écriture : que nous enseignent donc des témoignages sur ce que l'on peut attendre de l'écriture, sur ce que l'on peut faire d'elle – tout autant qu'elle nous fait ?

Le deuxième numéro, jaune, (automne 2001) nous emmène en Pologne à Łódź comme en témoigne la couverture, pour une rencontre croisée entre deux équipes sur les « **méandres d'éducation** », approche comparée des parcours de vie et de formation conçus comme développement non linéaires d'une invention de soi, dans une Europe qui se cherche. Ce qui ne nous empêchera pas de faire une petite visite au Brésil.

Le troisième numéro, vert, (printemps 2002) traite des « **pratiques d'histoires de vie** », croisant des témoignages de praticiens chercheurs, praticiens non-chercheurs, et participants : les histoires de vie dont on commence à parler de plus en plus, ça se fait comment, pourquoi, et ça fait quoi ? Et non, ça n'est pas si simple, il ne suffit pas de lire, de s'informer, pour s'autoriser à cette pratique dans la vie, attention ! Dans ces pages il sera aussi question, notamment, d'« éthique et de barbarie », de *spleen* (du professeur des écoles) et de complexité ; au fil des pages nous croisons également François Bon, Philippe Meirieu, et retournons au Brésil.

Le numéro 4, bleu, (automne 2002), de ligne picturale maritime, aborde et situe « **les récits de formation** » dans leur contexte philosophique et expérientiel. Reprenant les dires d'un séminaire nantais de juin 2001, il se risque à interroger l'histoire et questionner les origines, légendaires et oubliées. Mais est-ce le récit comme chef d'œuvre qui aura le fin mot de l'histoire ? À moins que celle-ci ne se niche dans une correspondance intergénérationnelle, remontant aux sources œdipiennes…

Le numéro 5, violet, (printemps 2003), reprend les propos d'un séminaire sur « **les savoirs de résistance** » lors des *Rencontres 2000* à Nantes. Thématique neuve, tant séduisante qu'interloquante, nous faisons le point sur ce que résister ou résilier voudrait dire, en terme de rapport au savoir et à la (sur)vie. Des signatures connues dans ce numéro : Boris Cyrulnik, Albert Jacquard, Edgar Morin…, des penseurs ; mais aussi des victimes qui ont su faire confiance à notre équipe.

Le numéro 6, arc-en-ciel, (automne 2003), ose la question des « **écritures de soi** » : entre science et littérature ? Celle-ci fut débattue lors d'un séminaire à Nantes les 14 et 15 juin 2002 en présence d'une équipe québécoise et sous le regard pertinent, notamment de Philippe Lejeune et de l'écrivain Franck Ribault. Mais la revue, fidèle à sa ligne éditoriale, ira au-delà des propos échangés lors de ces deux jours en nous invitant vers d'autres horizons réflexifs, allant jusqu'aux rivages du pays du Soleil levant.

Le numéro 7 (automne 2004), inaugurant le passage de la revue à un rythme annuel, porte son savoir sur son dos. Et montre comment celui-ci voyage et avance en s'écrivant. L'importance du « **journal de bord et du carnet de voyage** », en formation comme en recherche, y est déclinée tant par des chercheurs renommés d'horizons différents que par des étudiants et praticiens, rassemblant ainsi des points de vue divers qui font sortir de l'ombre une activité au potentiel souvent inexploré.

Le numéro 8 (automne 2005), montrant un équilibre incertain, porte sur « **les bascules de la vie** ». Dans le langage courant, le mot « bascule » est souvent utilisé pour signifier ces irréversibles passages que rien ne laissait entrevoir. « Ce jour-là, ma vie a basculé » en est le constat. Pour autant ces moments cruciaux, s'ils sont dits ainsi, sont peu pensés sous ce terme que le chercheur utilise rarement. En sciences humaines, cela veut-il dire quelque chose, « les bascules de la vie » ? Et pourquoi ce choix ? C'est ce que nous avons voulu questionner ici. Nous parlerons ainsi de ces bascules qui nous bousculent, ce qu'elles sont et ce qu'elles nous font, ce que nous enseignent les expériences extrêmes les plus radicales comme les plus banales.

Le numéro 9 (automne 2006), présente les travaux d'un séminaire public sur « **la transmission intergénérationnelle** », intégrant la réflexion de l'écrivain Pierre Bergounioux et le regard profond d'André de Peretti. Mais, si nous nous soucions de transmission, *est-ce suffisant* pour que l'autre reçoive – et alors, que reçoit-il ? –, *est-ce nécessaire*, même, pour qu'il reçoive ? Ce qui se transmet, en fait, ne serait-ce pas ce que l'on ne transmet pas, ce que l'on ne veut pas transmettre ?

Le numéro 10-11 (automne 2007), porte sur « **la démarche clinique en formation et recherche** » qui, si elle continue de susciter réserves voire rejets – et en tout cas nombre de malentendus –, occupe malgré tout une place non négligeable en Sciences humaines et son développement actuel dans divers secteurs montre tant sa vitalité que sa pertinence. Transversale mais dénuée *en soi* de prétention thérapeutique, cette démarche s'intéresse au sujet (apprenant comme enseignant) dans sa globalité et son histoire. Ainsi interroge-t-elle directement les valeurs et finalités de l'acte éducatif à une époque où l'obsession d'objectivité et les attraits de la virtualité tentent, plus que jamais, de désincarner le rapport au savoir.

Le numéro 12-13 (automne 2008) porte sur « **la pensée complexe en formation et en recherche** ». Il s'est donné pour projet de présenter clairement les enjeux de la pensée complexe qui, si elle provoque l'enthousiasme dans de nombreux points du Globe, en Amérique du sud par exemple, suscite parfois en France dans les secteurs disciplinaires de la méfiance. L'originalité de ce dossier a été de réunir tant les réflexions théoriques autour de la pensée complexe pour mieux en saisir les fondements (sans s'adresser directement à ses auteurs principaux, déjà largement publiés, mais déjà à des métabolisations de 2e, voire 3e génération) ; que les pratiques pédagogiques, professionnelles et décisionnelles qui en sont issues ; ainsi que les recherches qui s'y réfèrent et en concrétisent les avancées.

Le numéro 14 (automne 2009), coordonné par Marie-Anne Mallet, porte sur « **estime de soi et rapport au savoir** ». Nous vivons actuellement dans une société où l'image a une place considérable. Tout ou presque est question d'image. Par répercussion, et parce que nous vivons par et avec les autres, nous sommes continuellement amenés à évaluer cette image de nous-mêmes pour essayer de nous situer vis-à-vis de nous-mêmes comme de nos pairs. Or, si l'image permet une visibilité sociale et permet d'exister aux yeux d'autrui et du monde, elle peut être tout autant destructrice et impacter lourdement le développement de la personne. Son rôle, dès lors prépondérant dans la réussite et/ou l'échec familial, scolaire ou professionnel, sera ici questionné au regard de la théorie, de la pratique comme de la recherche.

Le numéro 15 (automne 2010), coordonné par Nadia Bire, porte sur « **récit de vie : objectifs et effets** ». Le thème méritait que l'on s'y arrête. Longtemps en effet, l'expression des vécus personnels a souffert d'une sous-reconnaissance culturelle, écho de l'effacement des individualités ordinaires sous le poids du collectif. Mais de plus en plus la société se tourne, par la parole et l'écriture, vers le vécu, le retour sur soi. Les autobiographies et journaux personnels font les livres à succès, les témoignages prennent une bonne place dans les journaux télévisés : l'intimité est démonstrative, elle s'affiche et se vend. Dès lors la demande comme l'usage des *récits* ou *histoires de vie* se développe, tout comme les abus de cette pratique et les résistances qu'elle peut susciter. Or, qu'est-ce qui attire autant à travers ces démarches, jusqu'à perdre chez certains tout discernement ? Mais aussi qu'est-ce qui gêne à travers elles, au point de les voir encore et toujours récusées par ceux qui persistent à les ignorer, notamment dans les milieux scientifiques ? Des questionnements majeurs qui ont nourri les contributions de ce numéro.

Le numéro 16 (automne 2011), porte sur la thématique « **Quelle reconnaissance du *sujet sensible* en éducation ?** ». La revue, en effet, a fait de l'approche du sujet une « tradition ». Un sujet n'est ni réductible à un comportement ou à un rôle social, ni observable comme un objet. Sa connaissance implique dès lors un certain nombre d'exigences et sa parole est centrale. Mais les conditions de son émergence sont de première importance, ce qui interroge la posture des chercheurs et des praticiens en éducation. C'est précisément ces dimensions souvent laissées dans l'ombre qui nous intéressent ici. Y a-t-il contradiction entre l'émancipation du sujet que vise l'éducation et l'expression de sa sensibilité ? Quels sont les contours d'une éducation qui tente d'intégrer, voire de favoriser, les dimensions sensibles du sujet ? Y a-t-il « sensible » et « sensible », c'est-à-dire certaines dimensions porteuses et d'autres inhibantes ? Certaines à favoriser, d'autres à cadrer voire à mettre à distance ? Mais *comment*, dans tous les cas, identifier et accueillir ce sensible ? Ce numéro rend compte de différents points de vue et de différents acteurs. Il y est question de la place du sujet sensible en général et jusqu'à la prise en considération du corps. Et des professionnels y témoignent de leur travail à côté d'universitaires (Claudine Haroche, Isabelle Queval,

Pierre Dominicé, Rémi Hess) ou de docteurs qui proposent différentes analyses de la question.

Le numéro 17 (automne 2012), coordonné par Renaud Hétier, porte sur la thématique « **Récits pour enfants, récits d'enfants, récits d'enfance** ». L'accent est ici porté sur les enfants, sur leur relation privilégiée aux récits, sur ce que les récits portent de l'enfance. L'enfance a longtemps été parlée par les adultes, qui ont eu tendance à inviter celle-ci à se projeter vers un monde adulte. Aujourd'hui, ce n'est pas que les enfants racontent aux enfants, mais que bien des adultes se tournent vers l'enfance, vers leur enfance, et font signe aux enfants, comme en témoigne notamment l'accessibilité de la partie la plus créative de la littérature de jeunesse. Que l'enfance puisse se dire, être dite, au plus près de la singularité de son expérience, au-delà du seul témoignage, dans sa créativité, est une forme de conquête qui concerne finalement tout le monde : les enfants, certes, mais aussi chacun d'entre nous qui reste ainsi en relation avec une part de lui qui ne saurait disparaître ou être recouverte sans dommage.

Le numéro 18 (automne 2013), coordonné par Bertrand Bergier, porte sur la thématique « **Chemins de traverse** ». Le chemin de traverse nous détourne des grands axes, il peut être plus direct, mais semé d'embûches. Et « quand tout va de travers » émerge l'idée de non-conformité au regard de ce qui devait être. Ce numéro explore ces chemins improbables, s'attarde sur des situations 'exceptionnelles' ou 'atypiques'. L'exception, l'atypicité renvoient à la norme tout en manifestant leur intention de ne pas s'y laisser enfermer.

Le numéro 19 (hiver 2014), coordonné par Marie-Anne Mallet, porte sur la thématique « **Avons-nous besoin de nous former aux histoires de vie en formation ?** ». Ce numéro propose une rétrospective de la démarche des histoires de vie, de sa naissance à ses développements actuels en passant par la nécessité de sa formation à…, dans notre société biographique où l'injonction de tout raconter et à tout le monde a bonne presse. Un détour est fait par les formations qualifiantes existantes à ce jour formant à cette démarche et une présentation de l'intérêt de la démarche dans les milieux professionnels d'un point de vue pratique ou heuristique est approfondie.

Le numéro 20 (2015/2016), coordonné par Ségolène Le Mouillour et Gwenola Réto, porte sur la thématique « **L'université au carrefour de nouveaux défis pédagogiques** ». La pédagogie universitaire est en plein développement. Constituant un champ ouvert au carrefour d'interactions multiples, la question de la pédagogie à l'université est ici problématisée, tant dans ses fondements, dans son évolution au regard des recherches scientifiques que dans ses pratiques présentées dans ce numéro.

Le numéro 21 (2017), coordonné par Jean-Yves Robin et Nathanaël Wallenhorst, porte sur la question « **Décélérer pour apprendre ?** ». L'adulte se retrouve parfois engagé dans une course folle sans savoir où donner de la tête ; il lui arrive d'être sous l'emprise d'un emballement qu'il ne parvient pas à réguler. Il fait l'apprentissage de l'accélération des rythmes de vie et des mutations institutionnelles. Les contributions dans ce numéro portent sur les thématiques ou champs suivants : l'activité professionnelle ; la maladie ; l'orientation ; l'*homo numericus* ; l'expérience scolaire ou universitaire ; le concept d'apprentissage. Des réponses seront évoquées dans ce numéro au travers de contributions provenant de différents champs professionnels qui auront pour ambition de travailler les articulations entre le processus de décélération et les apprentissages.

MÉDECINE, PHARMACIE, PARAMÉDICAL, MÉDECINE VÉTÉRINAIRE

AUX ÉDITIONS L'HARMATTAN

Dernières parutions

ADN, DENTS ET MALADIES

Xavier Riaud

Préface du Docteur Jean Granat

Une dent est imputrescible et résiste même à un certain degré de carbonisation. Son ADN constitue un élément précieux d'investigation, même des siècles après la mort d'un individu, qui renseigne notamment sur une filiation, une identification, un empoisonnement ou la chronobiologie puisqu'il a été démontré qu'en chaque homme sommeille un homme de Néandertal. Mais, étonnamment, cet ADN dentaire peut rapporter une maladie dont aurait été atteinte une personne des siècles auparavant. De cette façon, les chercheurs ont pu affiner leurs connaissances sur le point d'émergence d'une maladie, son développement et son essor.

(Coll. Médecine à travers les siècles, 114 p., 13,5 euros)

ISBN : 978-2-343-16834-0, EAN EBOOK : 9782140113925

TEST DE BENDER ET STYLO NUMÉRIQUE

Sous la direction de Philippe Wallon

Le test de Bender, peu pratiqué en France, est le dessin le plus diffusé dans le monde après le « bonhomme ». Il est adapté au tout jeune enfant, dès la maternelle. Il renseigne sur l'organisation perceptuelle, l'aptitude à dessiner des formes géométriques (9 figures) et l'anticipation. Neutre émotionnellement, il peut être utilisé dès la première rencontre avec un enfant, même fragile. Notre recherche (Paris, 2014) con rme la cotation classique (Koppitz), comme évaluation du niveau.

(288 p., 39 euros)

ISBN : 978-2-343-15870-9, EAN EBOOK : 9782140108495

PUISQUE JE PASSAIS PAR LÀ...

De la psychiatrie de secteur à la réhabilitation polaire

Patrick Alary

Quarante-deux ans « en psychiatrie ». Un produit du hasard devenu une nécessité. Une vie professionnelle au service d'une souffrance que beaucoup ne veulent pas (plus ?) voir. Des rencontres, des confrontations, des combats, des projets, des compagnonnages, une histoire d'engagements, individuel et collectifs au service de l'autre, souffrant... La volonté de s'impliquer. La défense d'une clinique positive, médicale mais spécifique et qui n'ignore rien des différentes dimensions de la psyché humaine, bio-psycho-sociale.

(Coll. Psycho-Logiques, 396 p., 39 euros)

ISBN : 978-2-343-16301-7, EAN EBOOK : 9782140107962

DE LA CHIROPRAXIE

Méthode et profession à part entière

Chantal Jolliot

Préface de Pierre Erny

On considère la richesse du parcours de la chiropraxie, d'une situation isolée à la fin du XIXe siècle à la situation contemporaine d'une méthode thérapeutique et d'une profession bien développées. Une adaptation soutenue jusqu'à aujourd'hui a façonné l'identité de l'une et de l'autre, c'est-à-dire un ensemble de traits qui leur sont propres, des notions et une terminologie innovantes, les fondements théoriques et la pratique raisonnée d'une méthode dont les retentissements correspondent aux préoccupations actuelles pour le respect de l'équilibre de la personne dans son cadre naturel. Cette dynamique qui s'inscrit dans l'histoire des méthodes de santé, des idées et des sociétés confère à la chiropraxie un rôle d'importance dans toutes les régions du monde.

(138 p., 15,5 euros)

ISBN : 978-2-343-15968-3, EAN EBOOK : 9782140106996

UNE ÉCONOMIE POLITIQUE DE L'HÔPITAL - CONTRE PROCUSTE -

Philippe Mossé

Préface de Martin Hirsch

L'hôpital public français connait des bouleversements dont les tenants et les aboutissants font davantage l'objet de controverses que d'analyses. C'est que la régulation actuelle prend les allures d'une rationalisation sans fin. Dès lors, les moyens de cette rationalisation sont souvent perçus comme des carcans ou, pire, comme des gadgets importés du monde marchand. Pourtant, l'ouvrage montre que, sous certaines conditions, des marges de manoeuvre existent qui éloigneraient le mirage de l'hôpital-entreprise tout en évitant les affres de la bureaucratie. Il en est ainsi de la contractualisation, de l'expérimentation ou de l'évaluation. De leur appropriation et de leur adaptation par l'ensemble des acteurs du système de santé dépend l'avenir de l'hôpital.

(Coll. Questions contemporaines, 186 p., 19,5 euros)

ISBN : 978-2-343-16008-5, EAN EBOOK : 9782140105951

MÉDECINE TRADITIONNELLE ET SAVOIRS THÉRAPEUTIQUES ENDOGÈNES

Amos Roger Kanaa

La médecine traditionnelle doit-elle se moderniser pour avoir une autorité scientifique ? L'auteur disqualifie les préjugés sur la médecine traditionnelle africaine qu'il présente comme le moyen de reconstituer le composé humain dégradé par un « trop de science ». Le livre s'ouvre sur la nécessité de restaurer les essences de la forêt. Ce retour à la nature illustre la remise en question des procédés scientifiques de soins et d'alimentation qui devraient recourir à la médecine traditionnelle pour trouver le substrat des excipients.

(Coll. Harmattan Cameroun, 172 p., 18 euros)

ISBN : 978-2-343-16156-3, EAN EBOOK : 9782140105876

EPIDEMIOLOGICAL, DIAGNOSTIC AND THERAPEUTIC SPECIFICITIES OF GYNAECOLOGICAL, BREAST AND UROLOGICAL CANCERS IN CAMEROON

Under the supervision of Jean Yomi - Preface by Mama Fouda André

This contribution is to highlight the essential specificities of epidemiology, semiology and clinical signs of cancer pathology in Cameroon. He particularly describes and insists on the limit and lack of some means and methods of diagnostic, extension assessment and treatment of tumours. Therefore, the major aim of this publication is to promote corrective measures, starting normally from the scientific aspects, followed and supported by economics, technologies and planification needs improvement.

(166 p., 18 euros)

ISBN : 978-2-343-15915-7, EAN EBOOK : 9782140103155

MORT DE LA CLINIQUE

Analyse de la fracture du système de santé

Michel Derrière Bass

Une médecine sans clinique est-elle encore humaine ? C'est la question posée par Michel Bass devant la crise profonde que traverse notre actuel système de santé. Procédures, protocoles, recommandations, traçabilité, evidence based medicine, gestion du risque, télémédecine, robotisation, transhumanisme : la médecine est désormais envahie par la technoscience d'une part, mais également par le marché et le management, au risque de se perdre.

(Coll. Psychanalyse et civilisations, 264 p., 27 euros)

ISBN : 978-2-343-15314-8, EAN EBOOK : 9782140100437

LIVE SURGERY

Alerte sur une pratique médicale dangereuse

Philippe Liverneaux

Une « Live Surgery » est une chirurgie en direct. Ainsi, pendant un congrès de chirurgie, une opération est retransmise sur grand écran. Tout en opérant, le chirurgien répond aux questions de la salle. Les opérations chirurgicales ont toujours attiré un public avide de sensations fortes et inspiré de nombreux artistes. Aujourd'hui, des sociétés savantes ferment les yeux sur la « Live Surgery », malgré des complications voire des morts en direct. Cet essai a pour but de lancer une alerte sur les risques encourus par les patients au cours d'une telle pratique. Faut-il interdire ou règlementer la « Live Surgery »?

(Coll. Ethique et pratique médicale, 110 p., 13 euros)

ISBN : 978-2-343-15466-4, EAN EBOOK : 9782140097454

HISTOIRE DE LA RELATION MÉDECIN-MALADE

Analyse autour des concepts d'information, de consentement et d'autonomie du patient

Sous la direction de Élodie Petitjean et Olivier Petitjean - Préfaces de Stéphanie Hennette-Vauchez et de François Bricaire

Le présent livre épluche la jurisprudence et recueille de nombreux témoignages pour prendre le lecteur par la main et le faire voyager au travers des siècles, du Moyen Âge jusqu'à aujourd'hui, avec quelques étapes marquantes, notamment : les grands procès fondateurs de la responsabilité médicale, la pleine autonomie existe-t-elle ?, le patient souhaite-t-il toujours être informé ?, le refus de consentir, le malade psychiatrique, le sujet dément, la protection du volontaire lors des essais cliniques, les préjudices subis, quelle information donner ?, comment et sous quelle forme ?

(Coll. Ethique et pratique médicale, 1080 p., 70 euros)

ISBN : 978-2-343-15238-7, EAN EBOOK : 9782140097447

LES SARCOMES OSSEUX CHEZ L'ENFANT

Une longue histoire

Michel A. Germain

Préambule du Professeur Georges Casanova - Préface du Professeur Dominique Poitout

À travers une approche historique précise qui rappelle qui est Ewing, le découvreur d'un type de sarcome infantile, et quels sont les différents éléments et autres acteurs intervenus dans la thérapeutique de cette pathologie. L'auteur s'attarde ici sur les transplants autologues de fibula vascularisée qu'il a utilisés précocement. Dans une analyse critique et historienne des procédés chirurgicaux fréquemment utilisés, il expose sa technique propre tant pour les membres que pour la mandibule. Xavier Riaud

(Coll. Médecine à travers les siècles, 172 p., 18 euros)

ISBN : 978-2-343-15315-5, EAN EBOOK : 9782140095504

INDUSTRIE PHARMACEUTIQUE : QUEL AVENIR ?

L'exemple de l'Algérie

Lillia Arezki

Préface de Thierry Garcin

Le marché du médicament est un enjeu économique, sociétal et éthique majeur dans l'industrie, mais la mondialisation contraint les firmes pharmaceutiques à rechercher de nouveaux marchés. Cependant, ce secteur situé au coeur des innovations technologiques est soumis à des règles strictes ; les stratégies d'implantation dans ces nouveaux marchés doivent donc être finement définies, notamment dans les pays émergents. Cette étude apporte des éléments de réponse en prenant le cas particulier de l'Algérie, pays monoculture ayant les hydrocarbures pour seule réelle ressource.

(Coll. Raisonance, 170 p., 18 euros)

ISBN : 978-2-343-15299-8, EAN EBOOK : 9782140095351

LES MOTS DE LA PHARMACIE

Une histoire linguistique de la pharmacie

Tithnara Sun

La place du pharmacien doit se discuter en considérant l'histoire de ses activités. Les conceptions attachées au médicament au cours des derniers millénaires sont accessibles par le vocabulaire fondamental de la pharmacie, par les mots désignant le médicament ainsi que le lieu, l'art ou la science, et le professionnel qui lui sont associés. Dans la perspective des enjeux de la définition de la pharmacie, cet ouvrage analyse ce vocabulaire dans plusieurs langues, son histoire et son interprétation.

(Coll. Acteurs de la Science, 304 p., 30 euros)

ISBN : 978-2-343-15202-8, EAN EBOOK : 9782140095016

L'INFORMATION DU PATIENT EN MÉDECINE NUCLÉAIRE

Dire et comprendre

Jean-Marc Israël

Lorsqu'un malade bénéficie d'un examen d'imagerie médicale, il semble indispensable qu'il en connaisse le résultat. Comment aborder le patient, que lui dire, et qui peut ou doit lui parler ? Cette version particulière du colloque singulier, de la rencontre malade-médecin, impose une réflexion qui aborde aussi bien les notions légales ou réglementaires qu'un regard sur la psychologie du patient, les angoisses éventuelles des soignants ou les nécessités médico-économiques qui s'imposent au monde de la santé.

(Coll. Ethique et pratique médicale, 104 p., 12,5 euros)

ISBN : 978-2-343-14795-6, EAN EBOOK : 9782140094293

VOYAGE À TRAVERS LA PSYCHIATRIE STÉPHANOISE 1975-2015

De l'envie de changer le monde à l'imagerie cérébrale

Gilles Damas Froissart

Voici un panorama des idées, des techniques, et des conceptions des soins. Il met en perspective le passage du modèle asilaire à la prise en charge de la personne ; et examine l'évolution de la pédopsychiatrie publique et associative dans ses réussites et les déchirements. L'auteur interroge également l'avenir de la discipline et ses enjeux : comment réguler l'augmentation des demandeurs aux urgences psychiatriques ? Quelle place accorder à la psychiatrie médicolégale ? Comment soigner les nouvelles pathologies addictives et avec quels moyens financiers ? Quelle place accorder à la psychanalyse dans la formation des psychiatres ?

(Coll. Ethique et pratique médicale, 212 p., 21,5 euros)

ISBN : 978-2-343-14797-0, EAN EBOOK : 9782140092244

HISTOIRE DE LA FACULTÉ DE MÉDECINE ET DES HÔPITAUX DE LILLE

Philippe Scherpereel, Marc Decoulx, Gérard Biserte

La Faculté de médecine de Lille fut créée en 1875. Bien avant la loi Debré, les concepteurs du Centre hospitalier universitaire de Lille eurent l'idée de réunir en un même lieu l'hôpital et la faculté qui constituent, après bien des mutations racontées dans cet ouvrage, l'un des principaux CHU et la plus importante faculté de médecine de France. Après avoir rappelé l'histoire de Lille et de ses hôpitaux, l'ouvrage abordera le développement des disciplines universitaires médicales et la vie des enseignants.

(Coll. Médecine à travers les siècles, 394 p., 38,5 euros)

ISBN : 978-2-343-14857-1, EAN EBOOK : 9782140093784

FÉMININ PLURIEL

Mémoires et réflexions d'un accoucheur gynécologue

Tanguy Kervran

À travers une expérience de 35 ans de vie professionnelle comme obstétricien, Tanguy Kervran nous invite à partager ses souvenirs, ses réflexions, ses interrogations, ses émotions, relatives aux prodiges de la grossesse et de la naissance. Il s'interroge sur l'évolution de la gynécologie et obstétrique. Il souligne à travers son expérience l'intrication entre la santé et la maladie, le corps et l'esprit.

(Coll. Ethique et pratique médicale, 304 p., 29 euros)

ISBN : 978-2-343-14149-7, EAN EBOOK : 9782140093111

Structures éditoriales du groupe L'Harmattan

L'Harmattan Italie
Via degli Artisti, 15
10124 Torino
harmattan.italia@gmail.com

L'Harmattan Hongrie
Kossuth l. u. 14-16.
1053 Budapest
harmattan@harmattan.hu

L'Harmattan Sénégal
10 VDN en face Mermoz
BP 45034 Dakar-Fann
senharmattan@gmail.com

L'Harmattan Cameroun
TSINGA/FECAFOOT
BP 11486 Yaoundé
inkoukam@gmail.com

L'Harmattan Burkina Faso
Achille Somé – tengnule@hotmail.fr

L'Harmattan Guinée
Almamya, rue KA 028 OKB Agency
BP 3470 Conakry
harmattanguinee@yahoo.fr

L'Harmattan RDC
185, avenue Nyangwe
Commune de Lingwala – Kinshasa
matangilamusadila@yahoo.fr

L'Harmattan Congo
67, boulevard Denis-Sassou-N'Guesso
BP 2874 Brazzaville
harmattan.congo@yahoo.fr

L'Harmattan Mali
Sirakoro-Meguetana V31
Bamako
syllaka@yahoo.fr

L'Harmattan Togo
Djidjole – Lomé
Maison Amela
face EPP BATOME
ddamela@aol.com

L'Harmattan Côte d'Ivoire
Résidence Karl – Cité des Arts
Abidjan-Cocody
03 BP 1588 Abidjan
espace_harmattan.ci@hotmail.fr

L'Harmattan Algérie
22, rue Moulay-Mohamed
31000 Oran
info2@harmattan-algerie.com

L'Harmattan Maroc
5, rue Ferrane-Kouicha, Talaâ-Elkbira
Chrableyine, Fès-Médine
30000 Fès
harmattan.maroc@gmail.com

Nos librairies en France

Librairie internationale
16, rue des Écoles – 75005 Paris
librairie.internationale@harmattan.fr
01 40 46 79 11
www.librairieharmattan.com

Lib. sciences humaines & histoire
21, rue des Écoles – 75005 Paris
librairie.sh@harmattan.fr
01 46 34 13 71
www.librairieharmattansh.com

Librairie l'Espace Harmattan
21 bis, rue des Écoles – 75005 Paris
librairie.espace@harmattan.fr
01 43 29 49 42

Lib. Méditerranée & Moyen-Orient
7, rue des Carmes – 75005 Paris
librairie.mediterranee@harmattan.fr
01 43 29 71 15

Librairie Le Lucernaire
53, rue Notre-Dame-des-Champs – 75006 Paris
librairie@lucernaire.fr
01 42 22 67 13

www.ingramcontent.com/pod-product-compliance
Lightning Source LLC
LaVergne TN
LVHW010022081026
849535LV00016B/2733